# 一念逆轉

# 享瘦 青春漾

### 21天由內而外回到28歲無敵青春術

馮云 著

# 目錄

自序 ———————————————————————————————————— 004

**PART 1** 肥胖衰老是偏離了中心的訊號

有一種肥，叫做你覺得胖 ————————————————————— 014

來嘍！現在開始學習變回 28 歲的享瘦青春漾魔法 ——————— 019

**PART 2** 喚醒小宇宙，回到中心活出自己

如果你不愛自己，就會…… ————————————————————— 032

減肥就是減毒 ————————————————————————— 036

享受過程，放手結果 ————————————————————— 042

輕輕喚醒你的小宇宙 ————————————————————— 046

我呼吸，故我在 ————————————————————————— 051

喚醒小宇宙，可以怎麼做？ ————————————————— 055

無論發生什麼都不需要丟掉快樂 ————————————————— 062

說出來，就沒事了 ————————————————————— 067

別人界線和自己的界線怎麼分？ ————————————————— 071

如何呼喚正能量？ ————————————————————— 074

**PART 3** 沒睡好會變肥，變老，變醜，還會得癌症？

睡好才能修復身心 ————————————————————— 084

睡不好，有什麼外力可以幫助嗎？ ————————————————— 104

**PART 4** 你有多久沒有「吃好」了？

什麼是吃好？ ————————————————————————— 126

只要能認出飲食中的糖，享瘦回春之路就成功一半了 ——————— 131

先檢測你現階段的飲食能力在哪一階段再調整 ————————— 134

光戒糖減醣是不夠的 ————————————————————— 139

餐餐都有油有肉，這樣油脂還不夠？ ————————————————— 142

外食要如何吃好的不飽和脂肪酸及好油？ — 152

千萬別用餓來瘦身 — 157

外食族要怎麼吃到營養均衡的減肥餐？ — 159

吃得再好再均衡，腸胃消化吸收不好也是白吃 — 163

十分鐘就做好的完美減脂早餐 — 172

不只十分鐘，但有滿滿愛的完美減脂早餐 — 176

旅行時，如何吃低升糖美食又不胖 — 179

**PART 5　運動過多過少都會老會胖，剛剛好，才是真正好**

99.98% 的人都認為運動會瘦身……這真是天大誤會 — 190

變瘦回春的運動魔法原則：持續＋均衡＋慢慢來 — 193

50 歲馮云的日常三大類型運動習慣 — 195

第一類運動：放鬆柔軟、更有彈性的伸展拉筋按摩 — 198

第二類運動：補氣強身、減肥必做的有氧運動 — 206

第三類運動：要有型有線條就不能沒有的重量訓練 — 211

無論什麼運動，最重要的是自覺 — 215

安排「專屬自己」的運動課表 — 218

三類型運動要如何均衡安排？ — 222

減肥務必給身體支持而不是折磨 — 228

為什麼有些人越運動反而越粗壯？ — 230

**PART 6　21 天春暖花開脫脂術！青春享瘦魔法從此開始**

依循身體的自然需求去吃去睡去運動 — 236

春暖花開 21 天脫脂術 now going！ — 240

紙上談兵，人生永遠不會有改變 — 310

**後記／除了感謝，還是感謝：)** — 312

# 自序

不擅寫長篇大文與平常工作量已經太多的我，每次出書都會因此廢寢忘食，心神紛亂好一陣子。

所以我的上一本書上市後，我就對尢說，「下次我說要出書，你就先幫我打斷我的手。」然而幾年後的某天在森林裡跑步時，一邊舒適愉快冒出高質量有氧運動小汗珠，一邊大口呼吸著新鮮優質空氣補氣血時，腦子突然對我說：「你來寫一本『50 歲變回 28 歲的青春魔法書』吧？」「嗯？我不是說過不要再出書了嗎？」我一口回絕了腦中的提議。

過了一陣子的某天又聽到，「**我覺得你應該要出書呦，KOL 和網紅的差別就在於有沒有出書唷！**」作家朋友和她資深編輯朋友有天一起來店裡聊天時，突然跟我說了這話。那天我學到了一個新詞彙 —— KOL。

**「馮云老師，我已經跟你粉絲團好多年，但臉書網路上資訊好難找，有機會集結成書嗎？」「馮導，你的牙周病痊癒，不知道有書可以讓我參考**

嗎？牙周病讓我生活得好痛苦……」「老師，你每次開課都沒法跟到課程，有書可以參考學習嗎？」粉絲團裡陸續有人提問。

「馮導，你要不要來我們出版社看看？」30多歲時幫我出人生第一本書的編輯私訊我說她換了出版社邀我去坐坐，那個幾乎不善交際的我，不知為何竟然去聊了好久。

「馮云，你今年一定要出書唷，而且越多本越好。」什麼！？連幫我看十多年風水的老師都說出這種（直白露骨）的話。

我一直在想，這～難～道～是宇宙大神「一再發」給我的任務訊號嗎？

好吧，心想這幾年網路文字上課講義集結成書，感覺好像不會太花心力，就試試看吧，雖然日常工作量因為出書而比平常增加了二到三倍，但這幾年對愛自己功力有所進步了，可以在這兩、三倍忙又想每個細節都做好的狀態下，不論發生了什麼問題，竟然都不會動到「真」氣了，用了幾個不適合工作的晚上來趕稿是有的，但不至於廢寢忘食、心神紛亂……有穩住呦，總之很開心自己這幾年的大進步，謝謝。

本來預計只出一本講從內向外好好愛自己，一本能讓人在日常生活中拿在手上看的小書這樣就好，但寫著寫著中途開始發現這樣講得有點太深太出世了，不太好懂，三思後決定把想講的所有一切由淺到深、從源頭到後來、從身體到心到腦到靈魂都寫清楚明白，然後，嗯，發現如果是這樣的一本書，將會有個很嚇人的厚度，所以決定分成四本：

第一本，也就是這一本《一念逆轉，享瘦青春漾》，將從心法開始談，是從內而外的活出自己的生命美。包含如何吃瘦？如何動瘦？如何睡瘦？如何不讓垃圾情緒卡住肥，以及實際操作的方法等。

　　第二本將專注在排毒塑身，詳談如何成為自己的排毒伸展塑身教練。包含如何將緊繃壓力放鬆的方法？拉筋按摩怎麼做？如何排毒？以及第二脈輪（也就是性輪）的按摩以及能量開啟的創傷療癒……書裡不僅有心法，還有實際執行步驟和圖解，以及各種幫自己按摩及深度伸展拉筋的方法，並介紹適合身體保養的精油有哪些及如何用。

　　第三本將專注介紹健身，詳談如何成為自己的重訓回春塑身教練。包含初階重訓（用自體重量）、高階重訓（用啞鈴壺鈴）、受傷或旅行時的訓練（用彈力繩）……，這些都是自己在家就能輕鬆緊實全身肌肉的課表圖解與各種容易做錯的運動細節。

　　第四本將專注介紹美顏，詳談如何用天然能量與手法變美的保養書。包含如何幫頭皮運動？如何減緩落髮與花白頭髮？如何用從國字臉精瘦成鵝蛋小臉？如何沒有老花眼、黑眼圈和花花眼？春夏秋冬四季的天然能量肌膚保養排毒方法，以及飛機上旅行中要如何保養等。

　　有長期追蹤馮云的臉書專頁應該很容易明白這些書在講些什麼,不過第一次看到書的人(或許就是正在看這本書的你)可能會冒出很多問號也說不一定。

　　那,就讓我來介紹一下自己吧。

　　馮云,1970 年台南出生,出生時為榮民總醫院裡體重最重的女嬰,成長過程常被嘲笑為胖子,於是一路過著使用各種偏激方來減肥的人生。也因為是家中三個小孩最不會考試的一位,所以母親不知對我說過多少次:「擔心你,怕你未來成為無法養活自己的太妹……」,因為算命師說沒出息的我在西北方會比較有機會,於是母親對我的愛,便是在我小學五年級把全家搬來台灣的最西北:台北。

　　在斜槓青年這名詞出現前,我就是一直持續不停增加斜槓項目的人;從一畢業擔任平面寫真攝影師/廣告明星妝髮師/造型師/美術/製片/導演/畫家/作家/買土地蓋房子的人/鐵魔女/室內設計師/正念老師/生活教練……。

　　26 歲時,在那個還用 BB.Call 的年代,就當上當時業界幾乎沒有的女性導演,踏入社會的 28 年,共創了六個事業,直到現在好好活著的有三個,從創業失敗率來看,不難推測這個人在工作上的拼命程度與多愛成功,同時為了小時候那個算命老師說我一定要多買土地房子才能存得了錢,所以在台北市購置了快十間房地產。

到底驅使我這麼拼命工作置產的，是被那些「你不夠好，擔心你養不活自己」的咒語追趕出來的？還是自己真的很愛拼呢？

　　34 歲前，我的生活只有工作工作和工作，後來交了些愛運動愛生活的好友，接觸到單車運動，從台灣環綠島騎到法國環香檳區，也開始覺得好像有了一點自己的樣子，後來運動的朋友多了，開始玩起鐵人運動。40 歲那年找到 Mr. Right 結婚後讓我把自己活出更精彩的尢，41 歲時在他支持鼓勵下請了國際鐵人教練，不僅得到了一個 226 公里的超級鐵人分組冠軍，還終於練出了從小一直想要的 Fit 身材，也因為要出書成立了粉絲團。然後在書上市的前幾天，和尢在泰國騎登山車摔斷了左手關節骨，之後因為擔心手斷運動量降低造成復胖，所以依然（有違天意的）勤奮練重訓、跑有氧。

　　嚐過鐵人冠軍甜頭的我，比以前變得更害怕失去，於是走火入魔鐵人運動練過度，颱風大雷雨都不能阻止我練車練跑，瘦成紙片人，日日咳嗽半年好不了的感冒生病，也沒讓我醒過來，後來聽信偏方說多喝蜂蜜蔬果汁會更美更瘦，持續一年按照三餐隨時喝的結果，壓垮了本來就飲食不均衡／糖比例過高／練鐵人／拼工作／睡眠長期質量不足／怕胖不想失去冠軍而運動過度的我，幸運的我（只）得了重度牙周病。

　　重度牙周病不只是牙齦腫痛發紅很痛而已，是牙齒全口搖晃，是每天早上起來喉嚨和口腔又苦又臭，是很多時候無法吃固體食物的痛苦疾病，後來我才知道，**牙周病是肝腎脾胃全快要壞了的表徵病，並不只是牙齒問題。**當然

這不是一夕之間造成的，是好幾年失衡，是從小就失衡的身體巨大怒吼。

一開始，我覺得萬念俱灰，後來才知道這學習心悅臣服的過程，這病是一份大禮。謝謝我的牙周病，衷心感謝一萬次都不夠，感謝你讓我覺醒了；從身體開始，到心到靈魂到腦的覺醒過來。

為了要痊癒牙周病，我開始學習正念呼吸、靜坐冥想、接地氣、精油、中醫、自然療法，重新學習什麼是均衡飲食，怎麼用身心飲食，怎麼用身心好好運動，學習怎麼不去理會腦中那些「想得冠軍、想成功、你不夠好、你養不活自己、你是胖子……」的話，用愛活回真正的自己——那個一直都在為了追求外在成功而拼命、一直和自己不那麼熟稔的自己。

飲食均衡後不到三個月，牙周病就開始慢慢痊癒，看著過去和現在的X光片，很多人說是神蹟，**但其實「神，就在自己之內。」只是我們不去看見，不願相信。**

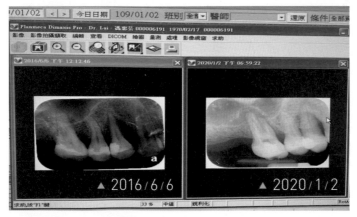

▲ 2016 年 6 月和 2020 年 1 月我的同一顆牙齒的 X 光片，醫生說不可能長回來的牙齒骨頭和牙齦，都可以因為好好生活愛自己漸漸復原。

當我們能因病而願意臣服宇宙來學習，來重新向內來探索生命，願意臣服宇宙來生活時，身心就會展開自動痊癒的機制，就可時刻處在喜樂與放鬆的狀態，最棒的是：這完全是自己可以選擇的。

　　如果身心一偏，生了氣、糖吃多了、吃到化學品、聞到化學香、晚上又工作了以至於沒睡好，運動過量了或不足，休息不夠⋯⋯，身心就會出現各種「忠言逆耳」的病徵，可能是牙周再度發炎，可能頭痛、心悸、肥胖，可能各種慢性急性的過敏發作。

　　後續慢慢問世的這四本書，談的都是身心病這些年教會我的；心要如何靜？身要如何動？營養要如何均衡不過量等等。這些都是回到生命中心的方法，也是臣服（或者說好好享福）的經驗分享。

　　雖然把寫這本書的源起說成是宇宙大神的吩咐交辦，但我的確經常收到同學們的來信與留言，告訴我因為我的分享而讓她身心病痊癒了、讓她更愛自己了，也更懂得去享受生活了。有時候，我會因為課後同學對我的深情擁抱而感動好久，即使她沒說什麼。我也很感動那些含著淚來和我說「謝謝老師，我和自己和好了」的同學。**謝謝你們，我們是一起來地球上互相學習、放過自己、好好生活的同學。**

　　我想，如果世上有了這些書，可以讓你在煩亂生活裡得到些更好和自己相處的方法，覺得活著是可以快樂、人生有豐盛滿足的可能，那麼就是這些書要來到這個世界的原因。

　　如果能因此對你有些幫助，
　　我會很開心：）

————— 馮云

PAR

# 肥胖衰老是

## 偏離了中心的訊號

T 🌳🌳

1

# 有一種肥，
# 叫做你覺得胖

你想減肥嗎？我猜可能是，這可能也是你拿起這本書的原因。在你真正開始執行減肥之前，想請你先思考一個重要的問題——**你真的需要減肥嗎？**

兩個一樣身材體型的人，認為自己身體不夠好看的那位，就會比較胖又老醜不開心，這可是源自宇宙最強大的秘密唷，就是——我們可以和宇宙下訂單。

也就是我們腦內所想的任何事情，哪怕只有一絲絲細微的念頭，身心都聽得見，何況是一天到晚嫌惡自己、覺得自己很醜很胖？不過相對地，如果我們覺得自己很性感、很青春、很美、很有吸引力、很有魅力……，這些能讓自己神采奕奕的心思，身心一樣會聽（得很）進去。所以當我們時時這樣想，身體自然而然就會變成你心裡常常想的樣貌，俗話說「相由心生」就是這個道理。

所以要變美、變精實、變青春，**首先要改變的就是對自己的想法。**

BEFORE

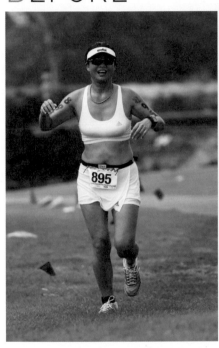

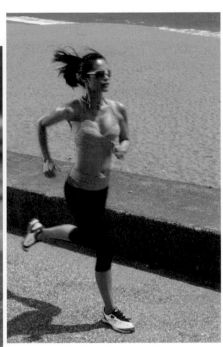

AFTER

▲ 過去努力方向錯誤，因為睡眠太少、運動不均衡造就了左邊的鐵人身材，但慶幸以前有
這照片才能和後來的自己對照。所以現在覺得想要改變的人，要記得幫現在的自己多拍
些照片、多關照現在的自己，就從現在開始。我們每一個時刻的生命都是美的，覺得不
美是我們看自己的角度，因為覺得自己不美、很胖，那也會在別人眼中造就成那個「你
想的」樣貌唷。

只要你認為自己是美麗光彩奪目的，別人眼中的你就會散發美麗的光彩，像日本藝人渡邊直美就讓人覺得很有魅力、很有吸引力、很美麗（至少在螢光幕前）；相反地，如果已經瘦到皮包骨還覺得自己不夠美，一直嫌惡自己的身體，那就會散發出一身嫌惡的氣場，就算你已經瘦到不行、身材練得很精實了，別人和自己都不會覺得你很可愛，反而會覺得病態不舒服，這是因為自己一直處在不滿意怨氣中的緣故。

　　我，打從出生起就是全醫院最重的女嬰（4000 公克），事隔五十年後的現在，不知那間醫院有沒有其他女嬰已經打破我的個人紀錄了，如果你和我一樣從小是個胖子，就知道這種天生胖子在成長過程中，會有些不那麼喜歡（卻又束手無策無力反抗）的事情會發生；像是鄰居阿姨不喊你名字硬要（好像跟你很好的樣子）幫你取名叫小胖；像是你媽會限制你只能吃半碗飯，然後不停跟你還有別人大聲嚷嚷你太肥了，現在不減肥長大會嫁不出去；像是你小學時的肚子就會被人嘲笑是不是懷孕了⋯⋯。有天我（自卑的）在床旁牆上貼了（當年）布魯克雪德絲的照片，我決心要瘦出和她一樣的美麗身材，後來的幾十年，只要聽到人家說哪種減肥方法有效，我就奮不顧身地勇敢去嘗試！

　　所以，坊間各種「他們說有用的」減肥方式我都用過了；（會傷身的）西藥、（其實無效的）中醫埋線、（很危險而且不會瘦的）斷食不吃、（會越吃越胖的）地瓜排毒瘦身餐、韓國辣媽鄭多燕的健身操每一套我都有買，日復一日、跳了一遍又一遍又一遍好幾年⋯⋯就連參加鐵人賽超級大

量運動的目的都是為了減肥。

不過，這些減肥方式都只讓我（對誰也都一樣是）瘦了一時，一停就復胖，甚至比原來更胖，更胖就算了，有的還會傷身心。為什麼會傷身心、復胖、無效？

因為這些都是**見樹不見林的減肥方式，只針對部分，而不是用生命整體、從內而外的用愛把身心靈一起養美養瘦。**

用「餓肚子」來（虐身）減肥，一時好像有效，久了身心會認為是「哇！饑荒了……沒東西吃」，脂肪反而「被」越抓越緊，所以越減越肥，心靈也會受到影響，變得愛計較、小心眼，這都是因為餓肚子會讓原有的匱乏感更嚴重，讓我們身心失衡變更大，所以一直習慣用餓虐待自己減肥的人，會逐漸變成一頭長期處在沒食物吃（變成過胖或過瘦）的飢餓野獸，**而這頭野獸面對的敵人不是別人，正是你自己。**

**好好地照顧自己的身心靈，**

**愛自己＝愛別人**

一個人越懂得愛自己，就越有能力愛別人，愛世界。如果不愛自己，就會覺得生活疲累，不論做什麼事都像鬼打牆一樣的來回兜圈子。

不過，做到「愛自己」是不容易的，光是願意靜下心來往內看，就值得大聲喝采。

學會愛自己，一切就會美好起來。

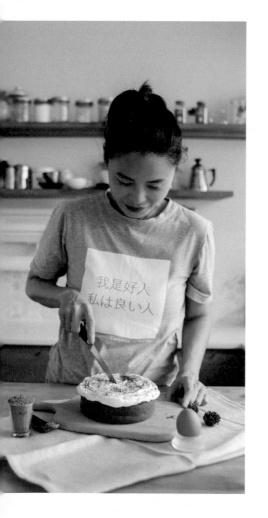

**謝謝宇宙！**

　　我覺得自己一直是個很幸運的人，有些人減肥用偏方得了一輩子回不來的身心受損，甚至賠上性命，而我只得了重度牙周病，卻也因為重度牙周病讓我找到了均衡身心、順應季節、以愛自己為前提的「享瘦」方法來好好生活。

　　事實上，我們每個人的身體都是擁有宇宙神力的小宇宙。

　　虐身減肥幾十年後有一天我才懂了，當我們越用腦、越奮力想要變成一個（外在）成功的人，就會越使我們（內在）身心感到匱乏；反之，越放鬆、越快樂地去專注身心的需要並大方給予，身心就會自然而然地被越養越美，這也是本書要談的宇宙「享瘦」法則。

# 來嘍！
# 現在開始學習變回28歲的
# 享瘦青春漾魔法

可能你以前試過很多變瘦、回春的方法都失敗了，可能你正感覺越來越衰老，記憶力、體力、活動力在快速地消逝中，這時候，**如果我們能靜下心來去了解自己身心的需要與喜愛，然後充分給予我們身心小宇宙的需要，給好了、給足了、時間到了，那個豐盛喜悅均衡的生命狀態自然會展開來。**

靜下心來，好好睡、好好吃、好好運動，好好工作，好好感受生活，享受生命；這不僅能輕鬆享瘦，放過自己和自己和好，放下執著和世界和好，越來越青春快樂，一個自然而然的過程，當然會需要在自律上努力，但不會有勉強。

一切開始之前，我們先來看看下一頁的「好好生活比重分配圖」，它可以提醒我們的是「對你的生命而言什麼是比較重要的？」圖表越下方越是基礎，建議你越需要花時間重視的事。

**好好生活**

工作／分享

均衡運動

均衡飲食

睡眠／休息

正念 ▶ 看見／感受／明瞭

▲ 好好生活比重分配圖

## 好好呼吸是基礎的基礎

人類不僅是群聚生物，同時也是很愛（批評指教模仿）管別人怎麼活的物種。然而因為忙著向外批評別人，會忘了好好關注自己，這很有可能變成毫無覺察的活在「別人給的標籤」裡。

因此，很多我們自以為的肥胖，請仔細想想，是否是因為某些（尤其是你最親近或最喜愛的）人無意中說了幾句你好肥、或笑了幾聲你太胖；因為他們那樣感覺，然後你也開始嫌惡自己身心原來的美，並把這種負面能量大量且反覆地塞進自己的身心？

有些人因為不服氣，開始這一生都在病態虐身減肥，有些人則是因此自暴自棄 ──→ 那就如他們所詛咒的越來越肥好了 ←── 用以擺脫心裡的壓力。

人生啊，其實比想像中還容易為了別人幾句隨口、不負責任、貶低你、為了顯出他比較好的閒話，而拚命努力。

**想想自己是不是因為別人而減肥的人呢？既然如此，要如何為了自己而青春美麗帥氣，而不是為別人呢？**

近幾年，我開始「為了好好愛自己」而每天做 10 - 30 分鐘的正念冥想練習。正念練習主要能幫助我有更多的覺察，關於自己這個人的「真正的」狀態：自己的腦在想什麼？在計較什麼？又在編什麼肥皂荒謬劇了？被什麼人說了什麼話做了什麼事影響到了嗎？另外也觀察身體，身體有什麼感覺？是輕鬆嗎？和腦感覺一樣嗎？是緊繃嗎？還是輕鬆舒適？心呢？心所

產生的情緒感受是什麼呢？觀察後再用各種正念冥想把自己身心感受提升與強化。至於如何做，將在本書 Part 2 詳細說明。

人腦很複雜，很喜歡自導自演（悲情荒謬）肥皂劇，腦對身心靈有很大影響（與破壞）的力量。然而腦的思考力只是給你所使用的工具之一，如果你一失去覺察，就很容易會被大腦引導走偏，以為大腦是主人。如果可以與正念覺察常在，就能比較容易不被大腦袋偏、讓生活陷入痛苦將會大量減少。

根據研究，人類大腦所憂慮的事情有百分之九十都不會發生，剩下的百分之十，你憂慮也是無用的，只需要接收大腦訊號，提前去做好準備即可，準備的時候可以平靜也可以快樂的準備，**發生在你生命中所有的事情都有必然性，可能是為了讓你學習，也可能是為了給其他人學習。**

人腦，會用各種思考意識（矇騙）我們對身心感受的接受，但身心的反饋是完全誠實的。

一旦我們使用偏了，身心就會用生病來表示，一旦吃錯了、運動錯了少了過了就變醜變胖變老來告知，如果我們一直以不尊重身心的感受，只隨著腦所想的方式生活著，就會忽略身心反饋，就會誤以為生病了需要去消滅症狀，這樣就無法用適合身心的方式來享瘦生活，來幫助自己、回到身心所需的均衡狀態，讓自己有剛剛好的身材，白天有剛剛好的精氣神，晚上有剛剛好的休息與深度睡眠，吃到剛剛好又好吃又適合自己的飲食，做剛剛好不多也不少適合自己的運動健身……**這些都要從能看見自己、感**

受自己、明瞭什麼能幫助自己開始。

對自己小宇宙的覺察可說是均衡人生，好好生活的基礎。走在人生路途上，需要看見才能走得穩；需要感受才覺得走得好美好舒適；需要明瞭才知道一旦走偏了如何修正。反之，如果一個沒有看見、感受、覺察能力的人生，不僅做任何事都會變得事倍功半，甚至還會活在一直傷害自己的環境與習慣中，卻不知如何回頭（很辛苦的）苦苦生活著。

要永不復胖又健康快樂的減肥塑身，從「**看見自己、感受自己、覺察自己**」來愛自己，絕對會因為越來越了解自己、喜歡自己、而越來越活得輕鬆快樂。

**愛自己＝愛別人＝愛這個世界**，一切都要從愛自己開始，愛自己要從正念開始，正念從專注呼吸開始。

## 好好睡眠是基礎

睡眠很重要很重要很重要！現代人睡不好的實在太多了，本書 Part 3 將會詳細分享睡眠為何那麼重要以及如何睡好。在此先推薦大家一本世界暢銷好書《越睡越成功》，書裡以各種研究報告來說明睡眠與我們人生、外型的關係，希望你能為了自己的青春美好來閱讀，並且實踐不再熬夜的生活，好好睡的人生才有機會成功，當然也包含你減肥成功。

休息也很重要很重要很重要！不過休息和睡眠是不一樣唷！那休息是什

麼？休息是一篇文章中的逗號，是重訓一個動作與一個動作中暫停的 20 秒，是忙碌的午後一杯咖啡一杯茶的輕鬆時光，是工作中看向遠方窗外的深呼吸眺望，是忙碌連續工作的休假日，是專注工作 30 分鐘後休息的 5 分鐘，休息就是一個能讓事情暫停的片刻。

　　以前我不懂得休息的必要性，總是一路衝一路衝，這**就像是沒有逗點的文章般的生活**，不僅會讓自己累垮，而且沒效率，也會讓周邊的人不舒服。

## 好好飲食是基本

（**吃好 80% ＋運動好 20%**）×**睡眠好＝減肥增肌**
這是減肥變青春的基礎公式。

　　飲食是否均衡，占了 80% 的重要性，也就是減肥只要把飲食戒糖少醣吃均衡，瘦身效果很快就會出現，但光靠飲食減下來的身材會鬆垮垮的（年紀越大會越明顯），日常沒有（對的）運動習慣是不行的。

　　不過，這一切若是沒有（好的優質）睡眠，效果也是等比打折。運動是破壞，營養是能量，好的休息和睡眠是建構。這也是為什麼很多人明明飲食運動都做好了，可為何肥還是減不掉，身體還是年輕不起來的原因。可能是睡太少、可能是太晚睡、或者天沒亮就醒過來等等。檢視自己是否都睡得很好，熬夜可是會老化超快的唷！

## 好好運動是關鍵

什麼？運動排第四位！？是的，就是前面都重視了，才能達到把運動做好、做對、做出效果的意思。

舉例來說，如果你熬夜沒睡好，那天就不要運動；沒吃沒喝水，也不要進行運動；不知道自己運動是在動些什麼，那就先學正念心法培養覺察力，而不是先運動。本書 Part 5 將和大家細談運動，這裡你只需要記住運動在生活中正確的位置。

## 工作好好變當然

「你是說工作和與人分享不重要嗎？」不不不，工作和分享也是人生中重要的事，這只是順序問題；我們很容易把工作放在最重要、花最多時間經營的第一位（立刻檢視看看自己是不是這樣），如果在正念、睡眠、飲食、運動這些基礎上沒建構好，事業做再大也會一夕瓦解。

地球人類社會所定義的成功，是著重在金錢與工作上的成就，所以身為地球人的我們，就會很容易強迫自己去變成一個有名有錢有勢的人，這就導致很容易將全部時間精力都拿來追求這些「外在成功」。但「所有的外在成功」，有一天都一定會失去的啊！不僅僅是工作、錢或者任何你喜歡的事物、朋友、親人……甚至你自己的生命，終有一天，我們通通都要鬆

開放手的，無論你願不願意、想不想要。

於是你問，「如果外在成功一定會失去，那我們要追求什麼？」

**「追求看見、感受、明瞭。」** 追求無論碰到什麼事、什麼人，都能在感受後放鬆、放下。

追求如何好好地活在當下，如何好好地愛自己、愛別人、愛這個世界。

把能量和時間花在關注自己內心的小宇宙，培養自己選擇快樂，處在平靜與愛的能力，這才是我們內心真正渴望的，而且這是任何人或時間過了多久都奪不走的。

是啊！這世界其實就是這麼美好，只要我們願意放鬆、願意放手、願意相信，無論發生什麼，就是去享受我們所面臨的人生。

減肥，說穿了不過是將本來（浪費）花在外在成功的心力，轉向和內在自己好好認識與溝通的過程，所以瘦了、美了、青春了、輕盈了……這些都是**與內在和好後向外呈現的樣貌**。

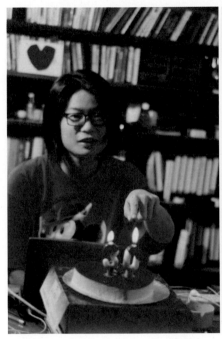 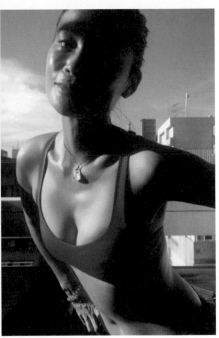

# 30歲      50歲

▲ 三十歲的我十分著迷於外在成功,以致於大量工作、亂吃、熬夜、抽菸、不運動,每天起來臉都是水腫的,當時以為人生只有拼命工作才有好人生(真是好傻好天真)。還好跌跌撞撞十八年後,終於慢慢懂了每餐飲食均衡、每晚好好睡覺、時刻覺察自己、每週均衡運動、效率工作不超時不搶快,好好生活後,自然有快樂滿足的生活和外型。

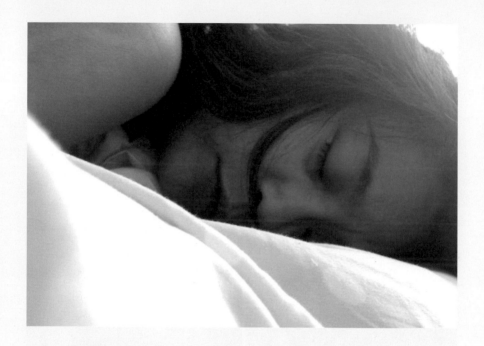

為什麼要運動？

為什麼要去做這樣的工作？

為什麼要做菜給家人吃？

為什麼要戒糖？

為什麼要生活好好？

為什麼要和這個人在一起？

為什麼要結婚？

為什麼要生小孩？

為什麼要養小狗？

　　一個人若是想要在地球上過好好生活，「莫忘初衷」真得很重要。有很多時候，做著做著太努力，很容易會忘了一開始要這樣做的初衷，然後就偏離了原來的目的，突然醒過來時才驚覺「ㄟ……怎麼會這樣？」才想起當初做這件事情，原本是希望那樣的。

　　例如為了健康而運動也因此愛上運動，因為太愛運動以至於過度運動，最後變成運動傷害健康的大有人在（馮云舉手），然而偏了卻堅持不回頭的人也不少。我是幸運的人，在走偏迷路之後，受到很多人的幫助把正路摸索回來。常見的例子如工作是為了過好日子，卻為了業績與莫名成就感日夜都在工作，離好日子越來越遠。這實在超級容易發生……。

　　所以，為了避免身心分離，最好的方法就是當你感到不快樂時問問自己，一開始為什麼想要做這件事？是不是正在往完成初衷的路上前進？還是已經變成另一個包袱而不知為何這樣做？找出那個生命深處最原始的想要，才能真正減（毒）肥、變美、變青春。

- **莫忘初衷。**
- **賺錢是為了好好吃、好好睡、好好生活。**
- **運動為了變美變健康變快樂。**

　　記得初衷的人，可以說是活在生命中心的人，當你能做到這樣時，就不會偏離自己太遠、太久了。

PAR

# 唤醒小宇宙，
## 回到中心活出自己

T

2

# 如果你不愛自己，
# 就會……

還記得你上一次讚美自己是什麼時候嗎？還是你大部分時間都在批評自己覺得還不夠好的部分呢？「我好胖，我一直停不下來吃；我好肥，褲子穿不下；好煩，減肥怎麼那麼難；身體很不舒服，身材糟透了，一直瘦不下來……」，我想，如果你一直跟自己說這些話，那就是你在呼喚身體變成你所講（或想）的樣子，所以才會減不下來肥，越來越胖。

所以如果想要減肥或者得到任何你想要的，不如就從現在開始注意：觀察你對自己講的話，是嫌惡還是讚美？是厭惡還是鼓勵？是愛還是帶著怨恨？

如果連宇宙中最親密的你都不給自己愛了，那還有誰會願意愛你與支持你？就算有人願意，也會被你的負能量擋在外面進不來。

所以，**如果對自己有任何厭惡與嫌棄的感覺，請一定要永遠丟掉，這是減肥變青春變快樂的第一步，也是重要的第一步。**

有意識地、習慣地，每天秀秀抱抱自己，然後「只」給讚美、感謝、支持與愛，至於那些嫌惡和討厭就漠視和放下，放下自己內心的碎念，輕輕

地繞過去，去想有哪些好事在身邊發生了。我們會在後面更詳細分享如何處理「腦中自動一再出來碎唸的負面能量」要怎麼處理的方法。

除了有意識儘量放掉內心的任何指責抱怨外，特別注意以下幾個容易落入的陷阱：

### ● 不去和別人比較

和別人比較，就像拿茉莉花和大西洋雪松來比較一樣，是超級無聊又無意義的事。

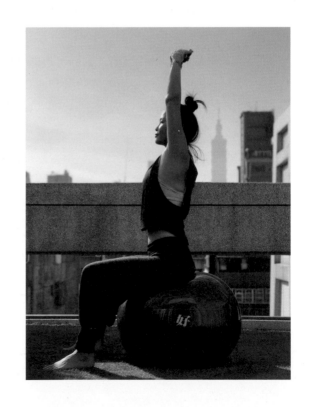

想想，如果你是一朵茉莉花，一直羨慕隔壁的雪松樹長得又大又直活超久，然後哀怨自己一生很短，不是好笑又沒意義嗎？再想想我們是不是常會做這種事情？雪松不會開花，花也不能有樹幹，每個人都是獨一無二的，浪費

精氣神和別人比較，就沒有能量來變快樂變好變美了。

向內求，才是最實際最好的人生投資。

### ● 只要看了有不舒服或產生比較心的（社交）媒體就略過和關掉

你不覺得看時尚雜誌或是某些人炫富炫美的照片文字，會覺得自己很醜很土嗎？我從事影像行業超過三十年了，以前還擔任過金城武、李玟、張小燕等等大明星的化妝師，未上妝前，再美的明星都有很大差距的，照片、影片上所看到每一位很美的模特兒和明星，都是一堆化妝師和髮型師隨侍在側，是專業燈光師、攝影師、修圖美術等等一群人的集體創作（假像），私底下誰有可能像雜誌、電影、廣告、戲劇裡拍出來的那樣美？包括你朋友放在網路上的生活照，都是精心打造出的美肌拉長腿照……。如果你看到這些照片覺得開心放鬆很養眼就沒問題，但如果發現心裡起了嫉妒或有了不好的感受，就請立刻關掉略過，生命只值得留給美好與感恩。

### ● 每天都給自己愛與正面鼓勵

你的任何心思，身體都聽得見，所以為何不每天對自己說些美好（肉麻）的話呢？這可是輕鬆免費又划算的投資呢！譬如我的皮膚好好唷、鼻子好可愛、手指超美超 Q ……，如果你覺得哪邊太腫、哪裡鬆弛或其他「你不喜歡的」問題，請不要對自己說「這個好討厭、好想它趕快消失」，不要用羞愧和批評來折磨自己，這樣只會變得更醜更讓人討厭。若是你覺

得家裡鏡子照起來人很胖，那何不就換一面顯瘦的鏡子，找個懂燈、懂攝影的朋友或設計師，幫你在鏡子兩側加裝美美的燈光；拍照也是一樣，如果覺得你拍照不好看，那就用美肌顯瘦相機來拍自己的照片。

你會說這是騙術，是嗎？你確定你肉眼或你的寫實鏡頭拍的就是真的？你知道單眼相機的遠景鏡頭每個人看上去都會顯胖至少 5 公斤嗎？這也是為何你實際看到的男女明星都比影片上瘦很多，很多模特兒和演員都瘦到30 多公斤在鏡頭上看起來才會剛剛好，而且私底下還覺得自己胖要減肥（翻白眼）。

所以人啊，別人看到外表都是（一時的）假像，自己感覺自己又美又青春有可愛，才是真實的美好人生。

### ● 如果你想要 ＿＿＿＿＿＿，那是因為＿＿＿＿＿＿ 能帶給你 ＿＿＿＿＿＿。

等等，不要直接回答，先做幾次深呼吸，感受一下你的心跳，微笑一下，讓你內心底層想要減肥的真正目的，從心裡自然浮上來。

想想你想要＿＿＿＿＿＿（背後）的真正目的是什麼？

現在，浮上來了什麼呢？是想要無畏無懼、輕鬆自在的活著？是想要成為一個更成功更有力量有更大影響力的人？是想要更多人喜歡你愛你？無論你想要達成＿＿＿＿＿＿是什麼，都是無法向外求得的。

# 減肥
# 就是減毒

很 多人（誤）認為減肥就是減少進入身體的卡路里與熱量。

啊！如果是這樣，那為何這麼多年、那麼多人餓了無數次，為何一次又一次的復胖，然後隨著年紀越大減肥變得越艱難？這都是因為努力去減的卡路里（或熱量）是錯的。

減肥是在減少毒素，是身體卡了毒素才讓你肥的，並不只有熱量或卡路里這種簡單的數字而已。

那，毒是什麼呢？對身心靈來說，會耗損能量的就稱之為「毒」；它不一定會讓你立即斃命，但會讓你感到衰竭，要花能量去排解。

這些毒，有的是化學合成油或染料做出來的食物，包含零食、糖果、餅乾、化學精煉油⋯⋯，有的是化學汙染過的水，像放置過久的塑膠瓶裝水或含有塑膠微粒的食物，有的是那些含有化學合成分子的空氣；毒空氣實在好容易被忽略，所以很毒，99% 的現代香水都有混摻化學香料，至於化學合成香味的汽車空間芳香劑更恐怖，另外還有摻入化學香的洗衣精、洗

髮精、沐浴乳……，還有空氣中天然的病毒，或是各種好壞菌等等，這些空氣中的毒會直接入腦入肺入血液入淋巴，也是最快消耗我們的元氣好能量。

很多人說吃多會肥，但天然好食物其實是很難吃肥的，身心均衡狀態下的人體，只要一吃多都有自動停止機制，就會覺得很飽、夠了而不想再吃。那為何還是有很多人一直吃不停？那是因為吃的都是（會肥的）化學垃圾毒食物，身體可拿來用的營養能量不多，所以化學垃圾食物塞滿滿很撐，身體能量卻還是一直不夠，就會很嘴饞的一直吃。最常見的就是最容易被忽略（長期被污名化的）各種好油脂；如果我們好油脂吃得夠，就可以體驗精神好、體力佳、心情愉快，不會一直想吃的那種神情氣爽。Part 3會完整講述「如何越吃越瘦」的方法，這裡我們先談比吃更基礎、更重要的心法。

心法是什麼呢？就是自己內部產生的毒要如何避免產生的方法。

因為這些由內心深處憂慮與恐懼所產生的情緒毒，**如果不懂得好好處理它們，就只談怎麼吃怎麼運動是無效的，這就像是淋浴的時候水龍頭沒關好，拿毛巾拼命擦乾一樣，不僅很辛苦，而且完全會白費功夫。**

減肥就是減毒，如果忽視了內在情緒所產生的毒，只要卡著這些毒，無論再怎麼減肥，人生風景也美不起來。

## 要解決任何問題前，先看看問題是怎麼來的

內在情緒毒怎麼來的呢？有厭惡自己造成的、有聽了別人惡評妄語造成的、也有一些並非是針對你的謾罵或指責造成的，其他還有一些很私秘，可能是孩童時、成長過程中對某些「事件／情況」特別恐懼，進而產生匱乏、焦慮、擔憂等負面能量。

譬如很多人怕變胖、有些人怕變瘦、有些人怕蛇、有人看到蟑螂或老鼠就嚇到挫屎、有人看到狗會嚇到失魂、有人怕黑、有人怕閃電打雷、有人擔心沒生意、有人一閒下來就焦慮……有看到一些你所熟悉的嗎？這些你害怕的「事件／情況」是很個人的，很多情境或事物在其他人眼中是無感甚至很喜愛的，像有人超怕胖，有人卻喜歡胖一點，覺得有福氣；有些人怕狗懼貓，有些人超愛狗貓，每天都要吸狗吸貓覺得很有療癒感，反而怕的是愛狗愛貓失去與死亡。狗狗貓貓的角色也可以替換成某人，有些人超喜歡某某人，有些人卻超討厭某某人，以此類推。事實上，**不論什麼「事件／情況」對宇宙（或對真我，小宇宙）來說都是中性的**，也就是「只是」某人出現在你的生活中了，發生些事件、出現些情況了……，這裡有些你愛不釋手、有些你很恐懼、有些你無感沒發現，對這些事情／情況的反應，都是發生在我們內在，是我們可以用覺察來改變感受的。

情緒就只是給我們的訊號，只是跟你說：嗯，這個人有討厭氣場、這個事情有點危險唷要小心、這隻狗有可能會咬你要躲開等等，這噪音會傷害

你……而我們要做的事，是收到情緒訊號後：

**確實感受到了 → 處理或不處理 → 放鬆放下 → 讓情緒趕快過去。**

感覺好簡單，難的永遠是自律的去做，再簡單的事沒去做，日積月累就會變成垃圾毒，變成你的人生大麻煩。最常出現的問題，是我們會把情緒卡住，愛恨怨癡……，又聽了些外來的流行歌、新聞或者你朋友，或者就只是你的腦很愛自導自演，一再反覆歌頌放大這些愛恨情仇的情緒訊號們，於是輕則為情所困而變老生病而自暴自棄，重則一夜白髮甚至為愛自殺……。可能你還沒那麼嚴重，這些卡在你身心內沒過去的情緒（毒），只是讓現在的你微微持續發胖而已，肥胖就是失衡的一種外在表象，或者稱為訊號，我們要做的就是回到生命的中心點，回到那個剛剛好的均衡點中好好生活。

**沒有一種療法勝得過生活日常**，好好過日子比什麼減肥藥都要強大數十萬倍，更不會有後遺症，只會越來越好。

## 感受到了 → 放鬆放下 → 讓情緒過去

還記得你還是個孩子的時候，是不是就能這樣簡單的處理情緒？或者你們家的狗狗貓貓，他們有了生氣的情緒，可能就是吼一下抓一下，最多打你個巴掌（是的，狗貓生氣起來會打人巴掌，壞一點的還會咬人抓人呦）然後情緒就過去了，一轉頭又回到當下的美好，又開心的笑起來。狗很能

療癒主人就是這個原因，因為牠們不停地在我們旁邊示範活在當下有多美好，多強大 :)

人類長大後，因為生長環境，很容易變得會抓住情緒不放（至少我是這樣啊），在身心裡面翻攪，到底為何會演化成這樣已不可考也不用去翻，就把它當作是宇宙大神們怕我們太無聊平靜，派給我們解題破關的功課吧（笑）！

所以我們從宇宙而來的原廠設定是如此簡單：**收到情緒訊號 → 好好感受 → 放掉讓他們過去 → 迎接下一個其他感受。**

曾幾何時，我們變得如此愛把過去已經發生的事件感覺一把攬在身心裡面？餘音繞樑幾天幾年的來拉垮自己；曾幾何時我們變得那麼愛憂慮還沒發生（其實 98% 不會發生的）的天災人禍來卡住自己，而不敢去追求自己想要的快樂。

要如何回到我們原廠設定的「感受 → 放鬆放下 → 讓情緒過去」呢？請試著使用這本書裡的方法練習看看，給自己一個機會，回到宇宙原始設定，回到生命中心點；去處理哪些看不見摸不著但卻很強大的心與情緒，去吃好每天該吃好的飲食，持續快樂且有效的去好好運動，好好睡覺好好做夢。一旦懂得身心靈小宇宙如何回到原廠設定，我們就能輕易接收大宇宙的無限能量的光和愛，成為宇宙的一部分而輕鬆快樂，無畏無懼。

為何我們會對某些「事件／情況」有很個人化的特別反應呢？

像是有些人特別怕黑，通靈老師可能會說這是因為你前世被關在地牢裡

被驚嚇過，有人說因為小時候或曾經發生過傷痛的事所造成的。

　　以前（還沒覺醒）的我，很愛追根究柢，想去了解自己為何會這樣那樣，後來發現似乎不需要（白）花力氣去挖掘過去種種不可考，只需要專注練習覺察，然後如何（四兩撥千金的快快）放鬆放下的技能就好。過去已過去彷彿昨日死，未來不可及也不用花時間精力憂慮想像，**把當下過好，才最實際**。

　　不過，如果你可以因為知道了為何你會對胖／狗／蛇／前女友／婆婆／老闆／工作……（請自行填空）感到恐懼厭惡或愛到不能自拔的原因，可以因此幫助你覺醒，不再失去對「事件／情況」的中性覺察力，而不再陷溺於恐懼或喜歡這些偏離中心的情緒中，那就去尋找吧！記得帶著玩耍的心情去尋找自己怎麼會這樣，會有趣很多唷！

# 享受過程，
# 放手結果

在減肥健身變更好的執行過程中，很容易因為「太在乎結果」而造成失敗。為何在乎結果反而會導致失敗呢？因為這種「緊抓著想控制卻無法掌握的目標」的狀態，會造成過多（而且不必要）的壓力。這是什麼意思啊？

舉例來說，如果我們減肥、飲食、運動都按表、按教練、按營養師醫生老師等等說的方法做了，而體重沒有像預期中的往下降，保養步驟每一步都認真的做了，為何皮膚竟然沒變好反而變差？芳療師說橙花精油可以美白，用了一個月為何沒有變白？身材是瘦了點但曲線沒出來，重訓練了好幾個月為何沒有腹肌馬甲線？書上寫能幫助睡眠的所有方法我都做了，為何還是無法睡，還是打呼、磨牙？每天都拉筋為何腿還是粗壯？不是說戒糖就能不脹氣不便秘，為何還變得更嚴重……，諸如此類的疑問層出不窮，如果你一直執著在努力的結果上而非過程中的收穫，重心則會轉到怨嘆：為何沒有得到像你預想的結果。

發現了嗎？因為執著會讓你出現「內在情緒自產毒」。一直緊抓著結果沒有達成「這只是在折磨自己」而已，對減肥變美（其實任何事情）都沒幫助，事實上還會讓你變得討厭自己，就會陷入負面循環，無法「享瘦」了。

那該怎麼辦呢？有句話很棒：**你不可能要什麼有什麼，但你盡力後，你會得到你需要的。**

簡單說就是：**盡力而為享受自己勇於改變的過程，然後接受宇宙所給的結果。**

這就是「享瘦」嘍！所以說心念好重要，就像走路、跳舞、做瑜伽，我們的重心要放對，如果放不對一定學不會，還會跌到受傷。而心念就是**將重心、心力放在回春變美的學習與實踐過程裡，觀察自己有什麼樣的變化。**遠離去怨嘆體重機上數字高低，允許身體在減肥變美過程中先腫後消的過程，給你的身體寬容與愛，如果當你改變飲食、改變運動方式、改變生活習慣後，結果和你設想的不一樣，請一定務必要放掉短期結果的「執念」，專注在做的當下和自己身心互動與改變的過程。

養過植物嗎？和養我們的身體是很像的，你可以去和很會養植物的老師學習養植物的方法，然後試試看用前人習得的方法灌溉，給陽光、給新鮮空氣、修剪的方法……然後有天植物自然而然，因為你的愛而開花結果時，你就明白身心也是一樣的 ♥

是的！這就是我寫這本書想要跟大家分享的！滋養自己的身心靈，就像養植物養孩子養狗狗貓貓；養對了，就會從內而外美出來，但若是你執念越大越多期待，反而得不到喜悅與滿足。

希望這本書能在你好好生活回春變美、變快樂的過程中，心裡出現小灰心時能幫你加到油、打到氣；當你感到萬念俱灰時，跟你說轉移重心去看看美善的那一邊，請繼續走、繼續跑，沒有必要去關掉你的快樂，時間到了自然而然就會出現美和喜悅。

希望能藉著這書，跟你說說那些我走過的黑暗與失敗，是如何教會我保持平靜、輕鬆、愉快、覺醒、有智慧地去看見而更愛自己，如何喜孜孜地、靜靜地讓宇宙大神們給我們超越原本能想像得到的禮物。

在減肥變青春的過程中，會產生很多恐懼和憂慮是再所難免的。無論恐懼或憂慮都是（很毒的）內毒，一發現自己腦子裡出現這些因緊繃而產生的內毒，就自覺意識的正念呼吸，要自己放鬆放下，剩下的，就放手給小宇宙來成就越來越好的你吧。把重心放在你想成為哪一種人、什麼樣的狀態，而不只是那些一定會失去的外在成功。

當靈魂投生在地球人類的身體，就註定要經歷生、老、病、死、挫敗、成就、擁有、失去、放下……如果能看透這宇宙規則，人生就是學習在面對這些時感受了什麼。每個人都會死去，最終的死亡就是要我們學會放下，在生活過程中我們就可以一再學習放下，體驗每次放下的輕鬆感。

**宇宙大神將你的某扇門關起，一定是要為你打開另一扇門，這是為了給**

**你各種不同的體驗。**如果宇宙大神在關那扇門時你卻一直緊抓不放，哭哭啼啼要死要活的不讓關門，你覺得若你是宇宙大神，你會怎麼對待這個人？當然就讓這個人自生自滅、難過傷心，等待這個人自己想通，想不通那就……去換身體吧，宇宙會清除你的記憶，讓你再活一次試試看能不能想通。

反之，宇宙大神們將一扇門關起，你看著門裡的過去微笑，懷抱感謝，宇宙大神當然會覺得這個人超棒，然後就會幫你開啟一扇又一扇的門，給你有更多、更有趣的人生體驗。如果我們都能這樣看待生活的一切，就會輕鬆快樂許多唷！

# 輕輕喚醒你的
# 小宇宙

世界是由自己的想像力所構成。後面章節會陸續跟大家分享如何吃、如何動的實際執行方法，同時會一再一再一再的提醒，不論是飲食過程、運動時都要覺醒的，聆聽你的身體、你的心，而不能只是按照書本上「我的」飲食與運動建議照表操課。

不論是用哪本書或哪位醫生哪位老師，包括我分享的方法，都必需要**將自己的身心感受放在最前面才行**。

「嗯，這好像常常聽到啊……但這要怎麼做？」這問題我想了好些年，的確，這種看不見、摸不著、只能意會很難言傳的事情，到底有沒有辦法讓人更容易了解？於是我整理出這張「生命能量位置圖一」。

首先，請先看圖的正中心寫著「宇宙超人」的那裡，有人稱祂名字為「真我」，也有人稱為「高我」或「靈魂」、「本我」、「本心」。用「宇宙超人」因為這是我生命中心那個祂的名字，後續為求統一，本書會將真我、高我、本我、本心、靈魂、生命中心……等等都統一稱之為「宇宙超

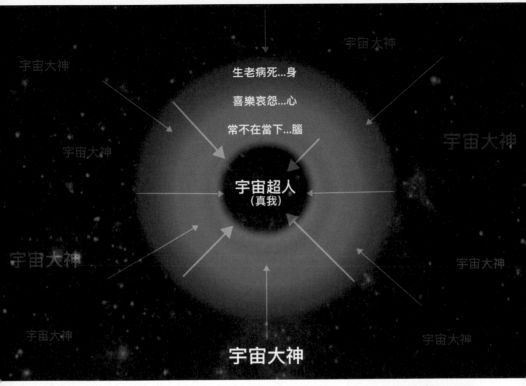

生老病死...身

喜樂哀怨...心

常不在當下...腦

宇宙超人
（真我）

宇宙大神

▲ 生命能量位置圖一

人」。你也可以幫你的宇宙超人取一個喜歡的名字。但無論名稱是什麼，
當我們回到這個生命中心點處在宇宙超人這個位置時，就是最能享受當
下、最清醒、最放鬆、最能和宇宙互通，也最容易感受到快樂與鬆手放下
的狀態。

「這是不是好像有點像回到無敵鐵金剛指揮台上來指揮的意思呢？」

哈，感覺很像但不是唷；當我們回到生命中心位置時，是不需要像遙控機器人一樣用搖桿按鍵指揮的，人體的身、心、腦很強大，自己會運作，我們回到這裡，就像是回到了我們原「神」所在，會擁有宇宙智慧的神能。

和生命中心最靠近的是「腦」。如果藉由正念呼吸而回到中心時，就能覺察到「腦」的日常運作是：常在恐懼未來／後悔過去＋常不在當下＋總是很忙碌停不下來……

腦為何會這樣啊？那是因為人類的腦被賦予的工作，就是「保護主人」；讓主人獲得更多資源，讓主人生存活下去，所以腦很容易緊繃；有危險時緊繃、生存資源不夠時緊繃、感覺（或幻想）有人要傷害你也緊繃……，如果身為主人的你不理會，放任腦一天到晚緊繃的後果，就是腦會出錯、出亂子、出餿主意。

每個人的腦力都很強大，有數不盡用不完很厲害的自動行為處理系統，這就是為何有很多事情我們可以自動完成的原因，像是開車、和某人說話……，但腦啊，也有常不在當下的缺點，還有容易被困在對未來恐懼或對過去後悔中的問題，所以很有可能會誤導你、誤入歧途。腦可能會嘲笑身體，是又肥又醜又笨的胖身體，會因為恐懼和害怕而跟你、跟身體說一堆垃圾話，讓我們陷入無止盡的負面輪迴當中。所以建議一個小時或三十分鐘就回神到生命中心點成為自己的宇宙超人，就像開車時要檢查汽車導航系統一樣，提醒自己常常檢查是否又卡在舊仇新恨與不在當下而失神了。

　　接下來，我們往「生命能量位置圖一」的外圈看。

　　跟腦很靠近的是心，在腦和身體的中間。心是我們愛恨怨癡喜怒愛樂等各種情緒感受產生處，有人說，心的感受是腦和身體互相衝擊所產生的能量，我覺得這個說法很貼切；腦有一大堆自以為是而偏離宇宙中心的思緒，常和身體要的相反，你隨著腦往偏了的方向走，身體被拉偏了會痛，心也會有不舒服難受的感覺。

　　對了，我們強大的腦還有一個很強的地方，就是會為了面子也可能為了某些它以為對的種種觀念而誤導、扯謊你。講了好多腦的壞話啊，說實在腦也沒那麼壞，主要是為了要提醒你不要隨著腦而無覺察的活著，腦想的不能代表你，要成為腦的主人，要成為觀察自己的宇宙超人。

　　身心和腦不一樣，身心很誠實不會說謊。我很鼓勵大家好好去問身體；這可不可以吃、今天可不可以運動等等，如何問的方法本書 221 頁會有詳細分享。

　　心不會說謊而且非常敏銳，是我們感受訊號的所在。別人傷害你了心會有感、心出現愛會有感、厭惡出現了也會有感。心的能量很強大，但情緒不是你，心是你感受與情緒訊號的發源地，就像腦一樣，**心也是你的夥伴之一，是傳訊號給你的人，真正的主人是你**，不要被腦主導，也不能讓心的情緒主導，否則情緒風暴來襲時，你將會失去自己，變成瘋子、一個喝醉酒的人、一頭野獸。

　　最後，看到「生命能量位置圖一」的最外圈，是和外界最靠近的身體，

也就是我們常常希望能減肥變青春變美的身體。

身體會帶給我們生老病死，以及視覺、嗅覺、味覺、聽覺、觸覺、痛覺、快感……等，各種神奇「體」驗。身體可以讓我們體驗進駐在人類生命體的各種感覺，電影裡常會演出沒有身體的天使，他們總是很羨慕我們有各種身體感官體驗，想吃吃看各種食物、想喝咖啡、想聞香氣……仔細想想，我們擁有身體的各種感官與感受，的確是很美妙且值得大大感謝的事情。

但是，**你的身體也並不是真正的你唷**。所以肥胖並不能代表你是個胖子或醜陋失敗的人，肥胖的身體只是我們偏離中心的其中一個外顯狀態而已。此外，除了肥胖，也可能過瘦，或者出現疾病等，這些都是身體給我們偏離的訊號。就像一個好老闆做好自己該做的事情不越界給支持給愛，就會有一群快樂健康的夥伴們，身心腦這些屬於你小宇宙的「夥伴們」，就會呈現輕鬆自然健康快樂貌，這是由內而外真正的快樂與美麗。

反之，若是我們一直讓腦，或者讓情緒，甚至讓身體主導，就會變成一個失衡生命體，越減肥越肥、越想要快樂卻越不快樂、越來越容易生病而失去身心靈健康，那就不好嘍。至於要如何輕輕喚醒我們的小宇宙原神呢？就從每天十分鐘「專心深呼吸」開始吧！

# 我呼吸，故我在

你有發現嗎？「呼吸」是我們身體唯一可以自由在全自動與自主切換的生存系統，其他不論是心跳、血液、淋巴肝臟腎臟的生命運作器官一律都是自動的，快慢深淺都是我們無法想控制就控制的。那你有想過為何宇宙為何要讓呼吸成為人類可以自由切換的生存系統？這是因為**呼吸是你和小宇宙，小宇宙和大宇宙連結的管道。**

幾千年來，從古代練功到現代瑜伽、太極、佛學、正念、靜坐……，呼吸的練習一直都是基礎核心。

很難想像是嗎？我一開始練正念呼吸時，其實也是一直很難想像也很難專注，覺得一直專注在呼吸上，專注在那個他們說的很玄「無」到底是什麼？下面的「生命能量位置圖二」可能可以幫你更容易了解這一點。

「生命能量位置圖二」和「生命能量位置圖一」不一樣的地方在於，原本實體的腦、心、身體變成了半透明狀，然後宇宙大神們與你的小宇宙之間變得可以互通，宇宙大神們的愛與光可以進得來，你的小宇宙所發出去

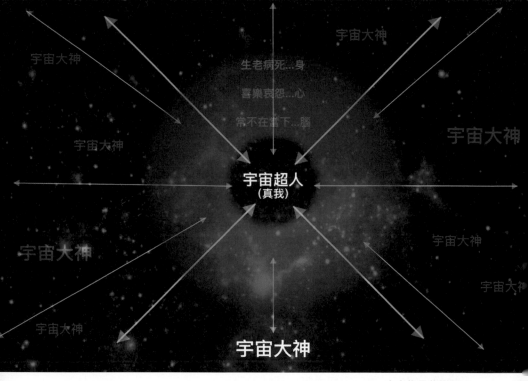

▲ 生命能量位置圖二

的愛與光也可以擴散出去，如此一來你就成為了宇宙的一部分。

這有什麼好處呢？在這樣狀態時，**你會覺得平靜快樂滿足豐盛，並充滿源源不絕的愛與光，充滿正能量。**

我們常在追求成功、有錢、有名，但當這一世結束，**死亡降臨前會不會後悔時間精神都花在追尋這些的路程中了？**趁現在還活著，如果可以，請

想想這個重要事情。

　　好嚴肅啊⋯⋯就是啊，已經看見了這些的我，實在無法只是和你分享怎麼吃怎麼運動，給一些怎麼好好睡的建議，或是如何用精油天然能量滋養身體變美變年輕⋯⋯，因為這些都是表面的事情，當然實際作法與建議會寫得很清楚，但如果使用這些方法時少了覺察「心法」，你會不知道你在吃什麼、你吃的是身體想要還是不要的、運動對你的身體來說是對的嗎？還是正在做無用甚至傷害自己的耗能運動？為什麼所有方法都試了還是睡不著？這些極有可能是因為你的身、心、腦太緊繃，繃到硬梆梆、頂叩叩、密不通風，所以美好的能量都會變成醜惡的，你的小宇宙能量被你的身、心、腦給困住了。

　　那身、心、腦要如何變得半透明讓好能量可以穿透？小宇宙要如何源源不絕和大宇宙的愛與支持接軌？

　　我覺得小宇宙要變強、變壯，和肌肉變強壯、工作練精實、游泳變敏捷等都很類似，這些都要透過正確的方式、適合的頻率練習而慢慢練強練壯練敏捷起來，變回宇宙超人的能力也是一樣，是透過專注呼吸、練習正念、冥想，不斷持續練習後，達到隨時覺醒、時時覺察自己的能力。

　　當你和你心中的宇宙超人合而為一時，你的世界會越來越緩慢與清晰，你會自然的越來越能清楚看見／感受／明瞭腦、心、身體的運作。這個過程很美妙，有點像是肌肉越練越有力氣，某天發現原來舉不動的東西或做不到的伸展體位變得輕而易舉般，你的宇宙超人也會變得越來越有力量，身、

心、腦的紛擾與混亂越來越不能卡到你，對正能量越來越具有穿透性，你可以經由一個深呼吸就輕易的將注意力轉到身體上，腦和心此時是暫停透明的狀態。在你運動的時候，可以輕鬆的將當下注意力給身體，腦和心變透明；當你品嚐大喜大悲的心情大餐時，你也可以把注意力給心，其他放掉。你也可以藉由專注呼吸，就讓身心腦全放掉變透明。有人稱這樣的練習為「正念」，有人稱為「靈修」，總之就是**全然的放（鬆）掉，讓自己就只是安靜的處在小宇宙，成為宇宙超人的修生養息。**

**心靜，好重要。**若是心不靜，就無法「觀」出適合自己的運動和飲食。很多人都小看「觀自己」，這樣就會變成模仿別人做而已，花了大把時間精力卻做一些對自己可能無感無用甚至有害的運動與飲食，因為沒有內化，不懂得如何向內關注身心感受才是最重要的心法。

所以，首先我們若是能透過專注呼吸，專注當下讓心靜下來，心靜了，就能觀自身心了，就能依照自己的需要（選擇出適合自己）的方式。無論你從網路上或書裡閱讀了各種別人的失敗與成功經驗，這些都是屬於別人的經驗，你要做的是回到自己生命的中心點——從小宇宙，看見「你的」腦，覺察「你的」情緒，明瞭「你的」身體，這種全觀，才是享瘦青春漾心法。

# 喚醒小宇宙，
# 可以怎麼做？

地球上已經有上千年時間、已有幾億人都透過專注呼吸的練習，協助自己回到小宇宙的元神所在。方法很多且不同，但目的是一樣的，就是讓我們的心靜下來，更能和宇宙連結。這種練習有很多不同的名字，像是「正念」、中國太極的「站樁」、或「靜坐」、「禪修」、「坐禪」或「靜心冥想」，或道教「龜息大法」等，都是透過有意識的呼吸，幫助我們回到生命中心，成為自己的宇宙超人的方法。

我特別喜歡「正念」這個名字，光是唸出來就很有正能量呢！所以本書就統一稱之為「正念」嘍：）

「正念」呼吸不僅可以幫助我們恢復疲勞，還可以按摩內臟與內部深層的肌肉筋膜，也可以幫助我們身心平靜與放鬆。很緊繃時，可以用「吸一呼二」的方法試試看，就是吸氣 5-10 秒（甚至更久也可以），吐氣時用兩倍的時間約 10-20 秒。剛上床躺在床上睡不著時，這招「吸一呼二」呼吸法也很能幫助入睡，試試看。

正念呼吸可以幫助你更愛自己（至少你可以讓你開始注意自己的內在），從愛自己開始，漸漸的也能感覺自己可以順暢的將愛擴展到世界，甚至對這浩瀚宇宙裡的所有生物。

　　愛自己，就是愛世界；愛世界，要從愛自己出發才不會偏離正軌。不過，剛剛開始接觸正念的人，可能不太容易明白我上面講的這些。憶起當年剛開始練習正念的我，也完全無法看懂以上我說的這些。回頭看看自己好可愛啊，剛開始正念呼吸練習時，注意力一直在我是不是太過緊張了（這樣不就會更緊張嗎），我的坐姿是正確的嗎？練習時間到了沒？老師說的專注呼吸方式到底對不對？怎麼好空好虛無唷……什麼都沒觀察到？老師說要內觀，怎麼一點都抓不到？甚至某天還有點高興自己挑戰靜坐了 30 分鐘……諸如此類都有，現在才知道，上面這些都是不必要的，正念就只是專注在呼吸上和自己的內在好好相處一段小時光而已，放下很介意外在成功的腦想法，就只是享受與感受當下的自己。愛因斯坦曾說：「時間只是幻象」，即便只有幾秒鐘回到當下的自己都是很好的練習。

　　是的，沒人在看你，只有你在看你自己，放鬆。

## 放鬆時光跟我這樣做

　　還是好難懂對不對？那就來試試吧，給自己一個專屬的美好小時光，請這樣想就好。接著參考下面的步驟開始你的放鬆時光：

## 1. 舒服而放鬆的隨意盤坐在瑜珈墊或一個高起來的墊子上

最好可以安住在坐骨上，因為坐在坐骨上可以坐得比較安穩，坐久腳也比較不會麻。

如何安住在坐骨？就是坐下的時候用手稍稍拉一下臀部上方的兩片肉，這樣就會剛剛好坐在你的坐骨上，如果抓不到坐在坐骨上的感覺也沒有關係，就請舒服的盤腿坐著嘍。

## 2. 閉上眼睛，放慢呼吸，試著讓臉出現微笑

想像有一條無形的線將你的脊椎一節一節拉直了，其他肌肉就像是掛在脊椎上盡量放鬆，如果抓不到放鬆的感覺是什麼也沒關係（因為緊繃太久的人都是這樣的，哈），也就是你盡量不要僵硬不要用力，放鬆、放鬆、再放鬆。

## 3. 然後，全神貫注專注在呼吸上（這是重點唷）

一開始藉由「盡量慢」的深吸深吐，將氣用最慢、最溫柔的方式吸到丹田（腹部下方），然後再慢慢充滿胸腔，最後（可以的人）將氣引導到頭頂，再用你最慢、最溫柔的方式將氣吐出來。

道家名之為「龜息大法」，就是很慢很長很深的呼吸，像烏龜一樣的方式呼吸。剛開始很陌生無法掌控速度的人可以默數秒數，吸氣 6-10 秒，停留 6 秒，再吐氣 6-10 秒，注意不要給強迫與壓迫，就只是盡量要自己慢下

來，溫柔地和小宇宙透呼吸來做連結。

等到感覺自己可以專注在呼吸，不那麼容易飄走後，就不需要刻意像烏龜一樣慢，可以慢慢輕鬆地讓身體自然呼吸，而你唯一要做的，就是**意念要專注在呼吸上的感覺**。

### 4. 一定會發生意識跑掉、不知跑到哪裡去的狀況

像是會想到等等要吃什麼？誰很討厭很欠罵啦？工作的這個那個問題怎麼解決等等，如果你在正念時發生這些狀況，無論發生幾百次，都是人類很正常的反應唷。**只要你發現，就把意識呼喚回來重新專注在呼吸的感覺就好**，這就是正念在練習的事情：意識從呼吸跑掉了回來，再跑掉就再次回來。

一次 10 分鐘的正念練習，可能意識跑掉一百次也說不一定。後來你會發現，這就是我們生活的常態，這就是**腦正在篡奪你的位置來當主子的樣貌**。所以正念呼吸練習多了，可以更容易覺察自己是否在「宇宙超人」的狀態。

如果你在正念時意識跑掉了，請不要責怪自己，放鬆回來就好，輕輕莞爾一笑，讓頑皮的你的意識，優雅的徐徐回到專注呼吸就可以了。如果你又陷入責怪自己意識為何跑掉，這不僅又是再一次的跑掉，而且你珍貴的生命體驗，就在這樣一再反覆責怪、咒罵、悔恨的惡循環中打轉嘍（真的不需要這樣苦自己啦）。

我剛開始正念呼吸練習時，常會感覺手腳不知要放哪裡、要做什麼、很空的感覺。後來才知道其實就是很單純的專注在感受，可以專注在吸氣時新鮮空氣經過氣管，充滿腹腔胸腔來到頭頂的感受，手腳在哪就在哪裡，放著就好，放鬆……

## 5. 運用精油力量幫助放鬆

正念時我很愛用些精油，可滴在手上或是使用薰香器，一邊正念一邊有精油的陪伴，可以幫助我更容易和宇宙接軌。精油就是宇宙的大使者們之一，正念呼吸時更容易感受精油的芳香分子進入身體的感受，有時候只是幾秒的專注感受，就可以讓原來緊繃的自己放鬆下來，吐氣的時候也專注從你體內呼出的空氣，空氣離開身體時有什麼感覺。如果看得見離開身體的呼氣顏色更好，觀察一下什麼顏色。

## 6. 不要擔心動作步驟錯了

正念呼吸練習是為了放鬆放下，所以不要緊張那個動作、那個步驟做不對了，總之可以讓你從內而外地有開心放鬆感覺就對了！

## 7. 能藉由正念放鬆，演化出自己的正念模式

例如我現在的宇宙超人正念專屬小時光，很多時候我會隨著身體想怎麼隨意的擺動，甚至亂唱出一些（別人可能覺得很難聽）聲音！哈！所以正

念最好能在一個不打擾別人的通風空間，放鬆、專注地隨著呼吸、隨著小宇宙想要的狀態，不用卡在那位老師說了什麼，活出自己的放鬆自在才重要。

## 8. 通風的環境很重要

因為正念是透過深度呼吸來和連接大小宇宙的練習，如果你在地下室或緊閉的室內空間等空氣很髒汙的地方，很難讓身心放鬆愉悅起來，培養出好「氣」。所以如果可以在森林裡更容易回到小宇宙，在家裡、旅店或是瑜伽教室裡練習，總之一定要注意選擇通風很好的地方才好。

## 9. 能不放音樂就不放音樂

有些瑜伽老師會放幫助冥想的音樂，但我在正念的時候不喜歡有任何透過人工設備放出來的音樂，因為聲音的震動頻率會影響我們的小宇宙震動，可能會因為挑錯音樂，本要正念的變成邪念，如果能找到無人工噪音的地方，或有正念強大的老師唱歌或是現場樂器聲音帶領，那就更完美了。

## 10. 對於坐不住的人，可以從生活上的動態正念開始

動態正念就是不一定要靜坐著專注呼吸，可以在日常生活時，帶著覺知的專注練習。像是飲食、行走、做菜、爬山健行、手沖咖啡……，這些時候都有意識練習專注在呼吸上，特別可以用在重訓運動、按摩伸展、有氧

運動時正念呼吸，更可以事半功（很多）倍。

　　自從開始正念練習後，我就無法在密閉不通風的健身房與或瑜伽教室運動，一方面密閉空間的髒空氣，你會感覺到身心的抗議，另一方面有些教室會放好大聲的（噪）音樂，耳膜和頭都會痛，再者化學合成香水與洗髮精、洗衣粉摻雜著菸味、化學合成食物的汗水，身心腦已經「覺醒」的人，就感受到身心極為激烈的抗議與各種反應而趕快遠離。相反的，身處充滿愛與能量的環境，或是遇到正能量的人、吃到好的飲食、嗅聞到好的精油香氛，身心腦的反應也會非常明顯的被提升。

　　之後會陸續分享很多運動與飲食如何均衡配置的方法，但無論怎麼誠實細膩的分享，都是屬於我個人的方法，你得藉由覺醒的身心靈，可以在每一個當下選擇出專屬於你的能量。若能把正念帶到日常生活中你的每一個當下，覺察到適合你的能量與方式，就會變得越來越容易，你也會發現自己越來越覺醒，越能感受到原來就存在的快樂與滿足，到那個時候，你以為的肥、他們認為的胖，早不知飛到哪裡去了（當然也不用回頭去找這些垃圾）。

　　**「無論什麼人說了什麼話或做了什麼事，都無法影響到我。」**每一天早晨的正念冥想，我都會跟宇宙說一次，這是我要成為的宇宙超人樣：）

　　謝謝。

# 無論發生什麼
## 都不需要丟掉快樂

你想要快樂嗎？ Yes or No ？當然會選 Yes 啊，我猜你會這樣選。應該沒有人想要悲傷的過生活吧？那為何還是有很多人過著悲傷難過痛苦憤怒的生活呢？

因為我們展現誇大出這些負面情緒時，可以因此向外求得一些別人的幫助與改變，這是在我們嬰兒時每天上演的故事；當嬰兒的我生氣或想要什麼的時候就哭鬧一陣子，然後媽媽爸爸爺爺奶奶就會給奶、給吃、給抱抱、給嬰兒的你想要的。

然後我們長大了，到了該獨立自主的年紀，卻誤會了只有嬰兒小孩世界才可以這樣，所以當想要什麼或有什麼不滿意的事情時，也可能會用小孩子哭鬧悲傷難過痛苦憤怒等負面情緒勒索和你生活或工作的人，若是遇到一些母性強、或軟弱、或還沒獨立自主的人，會因此給你用哭鬧得來的，也會遇到一些不得不給的人，譬如領你薪水的員工或下屬，但會有更多人會因為你的哭鬧悲傷難過痛苦憤怒等負面能量而想逃離或攻擊你。

　　然後事情就變成，被你情緒勒索過的人，會用同樣方法再勒索回來，你的世界因此無法如你所願，然後你繼續不（臣）服，繼續用更強更大的哭鬧憤怒悲傷來對這個世界勒索，然後你收到的攻擊或逃離就像雪球一樣越滾越大。

　　**你傳出去的任何東西都會傳回來，你對別人丟出混亂與憤怒，別人就會同樣丟回給你。人啊，就是這樣破壞人際關係，毀掉自己的人生。**

　　那怎麼辦呢？如果這些悲傷難過痛苦憤怒不能表現出來給別人，自己不會悶壞嗎？

　　先把你孩子時期那個會給你呵護給你愛的父母，轉化為你自己的一部分，就是那個在生命能量中心狀態下的宇宙超人。然後我們來看大自然中颱風來襲時的一張衛星雲圖。

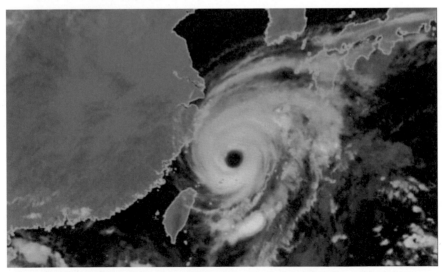

▲ 衛星雲圖。資料來源：台灣中央氣象局網站畫面擷取

情緒風暴看颱風雲圖！？是唷，因為我們的情緒風暴樣貌和衛星雲圖裡的颱風很相似。每個颱風中心的颱風眼都是平靜無風雨的，這大家都知道，其實我們情緒風暴的中心，即宇宙超人的所在位置也是一個像這樣的能量中心點，當情緒風暴刮起大風暴時，中心點都會是一個無風無雨平靜的所在，這屬於宇宙法則之一。

每個人的能量就和天氣一樣，會有晴有雨有風暴，**所以不要（不自量力）去壓抑情緒**，越壓只會越糟糕，只要能擁有在情緒風雨起來時，退到身心腦後方不被風雨捲進去的能力就好。這裡所謂的退，就是退到生命能量的中心點，即宇宙超人（真我）所在之處，就像我們常聽到的「退一步海闊天空」，退進生命能量的中心點，你就可以平靜微笑，帶著快樂讓任何風暴在你的生命中自然起、自然息、自然來去，不被影響。

這個方法我試過很多次，情緒一起，就有所覺察地退到生命能量中心小宇宙所在，退回身心腦的後面，遠離風暴。說真的，一開始非常不容易，可以說幾乎完全無法成功，每天都有多起事件像是針對我來的（事實上這是宇宙考驗你的設定），會引起我的生氣悲傷憤怒，常被捲進去翻滾了好幾圈，清醒時不知自己做了些什麼（好像喝醉酒的人醒了酒一樣），有時會想要抗拒壓抑憤怒能量的越捲越深，結果反而被緊繃的能量卡著動彈不得好幾天。

剛開始練習時，這樣是很正常的。所以不要貪心，可以從小小的情緒風暴練習起，發現自己一有小緊繃，就提醒自己深呼吸，同時對自己呼喚這

個魔法咒語——放鬆、放下、放鬆、放下、放鬆、放下……

　　我的經驗是，如果四下無人，臉部掛著微笑，唸出來這樣會更有力量：）

　　隨著日常的小練習、每天早晨起床後的正念冥想、主動呼喚正能量的練習次數越來頻繁，有種練功有成的 fu 之後，就越來越能「自然的、不動氣的」退回生命能量中心變成宇宙超人樣，可發現日常隨外界起伏的情緒波動越來越小，就算風暴起身了，也比以前更容易（微笑）退散。

　　當有些事情有些人越界碰撞了你，你的能量會因此開始混亂、情緒開始有反應、腦開始想策略，這時候你必須自律的要求自己「連看一眼都不可以去看」，因為這一看，就會把你吸向混亂黑暗的情緒風暴深淵，一旦被吸進去了，你就會失去自己。

　　那些所謂的無常與混亂，都只是宇宙中的中性常態事件而已。無論是你身邊最愛的另一半離去死亡，或是你自己的身體生病甚至離開地球了，或者你失去了金錢被世界冤了，就像花開花落，葉子會枯萎掉落，誰都會死然後去換身體，生老病死……，這些事情都不值得我們去放棄「自己的」快樂。

　　為什麼要放棄快樂呢？試想，不快樂憂慮擔憂煩能幫我們解決什麼嗎？其實什麼都不能。痛苦憂鬱憤怒悲傷你把捲進這些負面情緒裡，卡在裡面不出來，除了會讓自己變胖變醜變老、身心不舒服、造成生病死亡外，對別人也是負擔和困擾，只想遠離你。

　　**如果是這樣，為何還要不快樂？**無論別人說了什麼或做了什麼，你身上

發生了什麼可怕的悲劇與厄運，仔細想想都是不需要去放棄自己的快樂，更何況不快樂還會變肥變胖變醜，何必呢？就算你發現自己胖了不少健康出問題了，也要帶著快樂的來減肥、運動和吃美食，好好睡做好夢啊，當我們真正決定選擇快樂時，你會發現不會只擁有快樂，你還會開啟和宇宙大愛的無限連結。

**「無論發生什麼，就是下定決心快樂的去享受你所遭遇的人生。」**

誰快樂，誰就無敵呦！

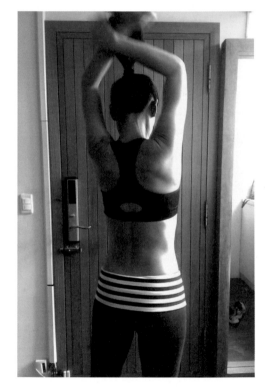

▲ 減肥就是學習對宇宙臣服的過程，身心靈是小宇宙，放鬆的時候就可以連結大宇宙的智慧與能量，若是能以這樣的態度來瘦身減肥，會輕鬆舒適很多。就像順著風揚起帆一樣，我們要做的是覺察風向和努力揚起帆，至於最後風會把你帶去什麼地方，就交給宇宙吧！那會更好的。

# 説出來，
# 就沒事了

有天在網路上看到一位兒童行為情緒治療師葉偉麟先生的影片，收穫很大。裡面談的是如何讓小朋友在抓狂時協助他冷靜下來。影片提到，如果我們能夠認識人類大腦構造，就會更容易協助小朋友冷靜下來，對我們管教孩子相當有幫助。

腦的構造雖然複雜，但我們只需要認識兩個部分就好，一部分叫杏仁核，有兩顆，位置在我們的後腦，**杏仁核的主要作用是當我們受到驚嚇、威脅時會發出一些訊號，讓我們可以攻擊或是逃避**，杏仁核具有反射作用。另一部分稱為前額葉皮質，位置在前額，**前額葉皮質的主要作用是讓我們更有彈性與同理心**。

**但杏仁核和前額葉皮質無法同時運作**；前額葉皮質會在二歲開始發育，一直到二十多歲才會完全成形，在前額葉皮質發展完全成形之後才能聽得懂別人說的道理（！），才有同理心。所以小朋友大部分時間都是被杏仁核控制，這也是為何小朋友容易有情緒波動，容易發脾氣，這就是日常多

被杏仁核主導的關係。而所謂的**情緒管理，其實就是讓杏仁核停止「ㄅㄧ ㄚˇ起來」**。

要如何做呢？家長幫助小朋友杏仁核停止攻擊或逃避的方法，就是**幫助小朋友說出他們的情緒**，特別是負面情緒，身為家長要幫助小朋友說出來。譬如你可以說：「我看到你很不開心、很失望、很傷心……」，**當你說出、形容出他的感受**，他的前額葉皮質就會開始輸送安撫訊息到杏仁核，**杏仁核就會立即停止運作**。

千萬不要看到孩子有負面情緒時，反而講自己的感受，像這樣子的話：「你這樣做是不對的！我很生氣！你這樣很不乖！欠打……」，不僅不要對小孩子這樣做，也不要對自己或對任何一位大人這樣做，因為這樣不僅溝通無效，不會照著你希望的發生，還會火上加油，繼續刺激杏仁核，讓人更加「攻擊或逃避」乘十倍，因為杏仁核作用時，我們的前額葉皮質所產生的同理心與彈性都會停機。

所以**溝通的第一步不是管也不是教，更不是說對方錯我對，或是任何堅持己見，而是先連結情緒**。先連結再調整，就如同調收音機頻率一樣，先調對頻率才能有機會進一步溝通與討論。

雖然以上說的是對小朋友的管教方法，但是這招對自己「內部小孩子」也是非常非常非常有效的方法唷！

**說出來→就能讓大腦內的前額葉皮質，開始輸送安撫訊息到杏仁核。**

我不知道犯了多少次規（是的，千金買不到早知道），對自己的負面情

緒因為不知所措，或對情緒的存在無覺察，就有樣學樣、和小時候的大人一樣，用指責和壓抑的方式來對待自己的內部小孩，火上加油後當然失控的被杏仁核掌控，變成被憤怒控制的「瘋狂失控之我自己都不認識的自己」。

　　知道了這原理後，現在有人對我說了什麼越界的話，做了什麼越界的行為時，我都能更清楚覺察到後腦杏仁核的存在感。在那個怒氣就快要站起來時，我就會趕快和自己說：「歐，生氣嘍，怎麼了？在生氣什麼？沒問題，可以說出來唷。」如果這時有別人（通常是我家尢）介入，問我怎麼了，我就會老老實實跟他說：「我現在正在生氣，正在覺察為何會生氣。」我家尢就會乖乖給我一些自己的冷靜時光。

　　在我感覺到自己杏仁核已經「躺」下來後，這時再來用前額葉皮質（大腦）想想，「可調整什麼？下次如何避免繼續生氣？」內在知道了為何生氣的原因，可以在前額葉皮質（大人當家）的時候，帶著同理心的講出來和對方溝通。

　　假設有某個人會對你 ＿＿＿＿，你發現他那樣對你，你會出現生氣的情緒，這時你就要決定：要和那個人好好談談，請要他以後不要再 ＿＿＿＿？還是決定以後就拒絕再有接觸的機會以避免再次惹情緒生氣。如果和那個人溝通，也確定他了解明白了，他還是一樣會時不時的 ＿＿＿＿，那就再問一次，對方還是不道歉

堅持在繼續惹你生氣。那我就會跟這人切斷關係，這就是「尊重自己」，忠於自己的情緒。

反之，如果你生氣某人 ＿＿＿＿＿，但你的腦告訴自己計較這種小事情可能會讓對方不高興，或是覺得跟對方講了也是沒用，這樣跟別人說不禮貌，或是覺得自己不應該生氣……，所以不僅不處理還要自己的身心閉嘴，也不做出離開對方或進一步溝通處理，這就是**中醫說的生氣→將負面情緒悶在身心裡面，也就是我們前面說的卡毒，這樣不僅會變胖變醜，還可能會生病，嚴重地造成癌症與死亡。**

對了，不過有些人會去生氣別人界線裡的事情；譬如生氣你先生熬整夜玩手遊、責罵小孩起不了床於是上課遲到、對太太喜歡追劇的行為大發脾氣、老闆要把我的企劃案改東改西、婆婆做的菜不好吃……，對以上講的這類事情生氣，都是越到別人界線裡去生氣，**我們如果因為這樣的事情去對別人生氣，這就是越界**，對方的杏仁核就會因為你越界而「ㄅㄧㄚˊ起來」的去攻擊你或逃離你。

# 別人界線和
# 自己的界線怎麼分？

那要如何不去生氣別人的界線裡的事情呢？就是要判別你生氣的事情是在別人還是自己的界限內。方法說來簡單（但我看好多書找好久才弄懂），就是**這事情發生的後果會要由誰負責？**像是先生熬整夜玩手遊，身體出狀況是先生自己要承擔，那就是先生界線裡的事情；小孩遲到被老師懲罰是小孩自己要承擔，那就是小孩界線裡的事；太太追劇意亂情迷心神不定後果也是她自己的事⋯⋯以此類推。

但如果我還是對某人做的事，還是很有情緒很生氣怎麼辦？可以這樣找出原因：

**先生熬整夜玩手遊你很生氣**，但你又覺得他**熬夜玩手遊**是他界線裡的事情，為何我會有生氣的情緒？仔細思考一下，因為他**熬夜玩手遊**，所以**上床睡覺的時候**，讓你**被吵醒了所以沒睡好**，影響到你的**身心修復**，所以就變成你界線裡的事。會生氣的原因抓

到了，後續就可以和先生溝通，是不是可以不要**熬夜玩手遊**，因為會影響<u>我的睡眠</u>，是不是<u>**可以早上起來做完家事再玩手遊？**</u>

將上面畫線裡的文字拿掉可以套入任何人任何事：

因為 ＿＿＿＿＿，所以 ＿＿＿＿＿，讓你 ＿＿＿＿＿，影響到你的 ＿＿＿＿＿，所以就變成你界線裡的事。會生氣的原因抓到了，後續就可以和＿＿＿＿溝通，是不是可以不要＿＿＿＿，因為會影響我的＿＿＿＿，是不是可以＿＿＿＿？

一開始，可以用上面的＿＿＿＿寫出來幫助整理，之後熟悉了就可以在腦中組織。了解自己情緒從何而來，說或寫出來，就會沒事嘍；**如果選擇不說出來，大家真的都會很有事！**這世界已經夠複雜了，簡單溝通，簡單好好過生活，就可以你好我也好的「好好」在一起。

**請不要試著去驅趕混亂負面能量，連試一試都不要。**

日常中的混亂繁雜紛擾挫折打擊⋯⋯，這些負面能量就像是遊戲中的怪物／電影中的反派／故事中的壞人，想想若是沒有，那樣的人生就無法精彩豐富了。混亂繁雜紛擾挫折打擊等等之所以會存在，就是給我們考驗用的，所以這些紛擾無時無刻誘惑著我們，也是日常中的正常。

批評別人、說著和自己無關的閒話與八卦、嘲笑別人、把自己的責任賴

在別人身上、抱怨責備、怨天怨地、說自己身材臉蛋甚至得病都是基因造成的⋯⋯，這樣做事自然容易，然而對這負能量不伸手、不說嘴、不給時間、不用腦力，反而需要日日練習，才能習得放下的能力。這就是人生有趣與珍貴的鍛鍊啊：）

**對於這些混亂繁雜紛擾挫折打擊，我們唯一能做的就是不再提起**，刻意不給混亂鼓勵與關注，給了任何關注，**那怕只是看一眼，這些都是鼓勵與參與，都是給負能量的滋養**，都是讓他們茁壯的生機。

不看不參與這些混亂繁雜紛擾挫折打擊，但它們還是會發出魔鬼誘惑的呼喊，一來再來在腦中縈繞不去，我很想關掉但越關越悶越煩越抓狂，怎麼辦？

**永遠沒有任何事情值得為我們關上自己**。有個好方法，也是唯一的方法——放鬆放下打開自己，呼喚更多正能量。當你把正能量放進去身心腦時，憤怒悲傷痛苦煩悶等等負能量就會自動離你而去，因為容不下他們，就像太陽出來了，暴風雨就會散去。

# 如何呼喚
# 正能量？

以下分享一個效能強大的呼喚正能量的方法。剛開始用前面分享過的正念方法進入靜心，你可以舒服的坐著或站著，可以使用你喜愛的精油，也可以不用。刻意緩慢呼吸，眼睛閉上，將意念專注在呼吸上，想像一根從天上的線把你的脊椎一節一節往上拉直，其他部位都盡量放鬆。如果意念跑掉了就再回來呼吸上，呼吸直到感覺自己的心靜了下來之後開始冥想。

你可以在心中默念，也可以掃描正念冥想 QRCode 下載我的聲音檔，那是我一個人去冰島旅行時，在一間安靜美麗旅店中的早晨時錄下的冥想引導音。

建議可以試試看說出來，用自己的聲音來引導自己（但這不強求呦）。一邊冥想一邊放鬆，讓自己自然放鬆的說，說話的聲音有可能會讓你感覺不是日常生活的自己，可能是你內心的那個宇宙超人，也可能是安靜下來的你，總之以好玩的心態來試試看，我每次做這樣的自我引導，都會因此充滿高頻率正能量。

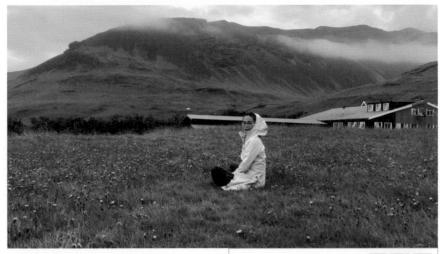

▲ 冥想聲音，就是在這照片後方
的美麗旅店裡面錄製的唷。

可掃描右邊的正念冥想
QRCode，一邊聽一邊
試試正念冥想。

## 冥想引導順序

建議按照順序，你不一定要全部一次冥想完，當然能做完最好。

1 ──────

呼喚一張可愛的笑臉，一個會讓你心頭感覺發熱、感覺有愛溢出的笑
臉，可能是你的小孩或者你狗狗貓貓，或者你的愛人。

你看著這張笑臉，想像從胸口心輪位置出現一團光球，這個光球隨著你
的緩慢呼吸越來越大，擴大到包圍住你的身體，繼續隨著呼吸漸漸擴大，

擴大到你所在的建築物，擴大到整座島嶼，最後擴大到整個地球。

你在光球裡平靜、專注、緩慢的呼吸著，感覺溫暖、舒適與平靜，同時你也願意和這個光球裡面的動物、植物、生物甚至礦物，分享你的光與愛。

呼～吸～，感受這個光。

## 2

想想三到五件最近發生的好事情，可能是無意中看見某人臉上的微笑，可能是某個朋友對你的讚美，可能是新簽下來好案，可能是晚餐很好吃，可能是你最近變美了……任何你希望再次發生在生活中的好事，請盡量感謝它們的發生與存在，這是呼喚它們要常常發生的魔法。

想想三到五位對你工作與生活很有幫助的夥伴或親朋好友，想著他們的臉，對他們說出你的感謝，感謝他們對你的支持、對你的愛。

想想三到五件你自己很好很棒的事情，可能是昨天睡得很好，可能是你終於願意慢下來了，可能是你願意疼惜自己，可能是你昨天為自己為家人做的早餐很棒……任何一個你覺得自己做得很好的小事，都請你好好感謝自己。這時雙手可以放在胸口位置，感覺一下你的心跳，觀察一下你臉部的肌肉，有發現自己嘴角上揚了嗎？（寫這一段時，我的嘴角也正不由自主上揚了起來呢！真好:）

呼～吸～，感受這些美好。

3 ————

現在想像一位你一直很討厭、在你心中一直憎恨著的一個人，可能是你的初戀卻被你發現劈腿的那個男人，也可能是之前在背後捅你刀的下屬或同事，也可能是有功是他的、有過是你的上司……，看著他的臉，跟他說：「我原諒你，我原諒你，我也感謝你，感謝你在我生命中扮演的角色，感謝你帶給我的人生練習，我謝謝你並願意就此放下你。」

再次，全神專注呼～吸～。

讓這個臉在你的感謝與原諒中漸漸散化退去，也可以吹一口氣讓這張臉散得更快更遠。如果散不去也沒有關係，持續練習，有一天你可能會沒有憎恨的人可以呼喚，這時候也是你願意放手，願意讓自己輕鬆好好過生活的時候。

提醒：原諒與感謝一直不肯去原諒的那個人，**完全是為了自己更好過唷**，和對方一點關係都沒有。


4 ————

想像三年後你的理想生活；可能是成為一個你自己的宇宙超人，一個不會因為什麼人說什麼話或做什麼事而影響到的人，成為一個好好生活、快樂而平靜的人，成為一個懂得給自己愛、給自己鼓勵、懂得外在一切都會過去、懂得放下的人。每次冥想時的想像有可能會不同，不需要太執著，也不需要緊繃強迫自己如何，只要自然讓心念跑出來就好，盡量不讓你的

腦與意識介入。

再次專注呼～吸～，想像自己已經是處在理想狀態了。

5 ———————

想像在這樣的理想狀態下，你會怎麼去度過今日這一天？你會如何用你的理想狀態去和你的小孩、家人、工作夥伴相處？然後實際這麼做。這會讓你更接近你的理想。

再次專注呼～吸～，慢慢的掃描一下自己全身的感受。

6 ———————

慢慢的將雙手打開（可以只是翻掌也可以高舉向上），並呼喚宇宙大神們的光：「請給我更多的光，請給我更多的光……」此時想像天空出現一道光芒，從你的頭頂進入你的身體，來自宇宙的光充滿了你的全身，你感覺到這個光的高頻震動能量。最後雙手將光收進胸口，對自己的內在宇宙超人與宇宙大神們說九次感謝。

「**感謝、感謝、感謝、感謝、感謝、感謝、感謝、感謝、感謝 ♥」如果可以說出來聲音，就說出來唷。**

「為何要說出來？」因為說出來聲音會更明確更有感更有正能量，建議你可以做個比較，自己感覺看看。若是你靜心的時候是在公開環境，我就有在車上帶著耳機聽自己的錄音做冥想練習過，講出來不會干擾（或嚇

到）旁邊的人才好。

　　以上就是滋養愛、讚美愛、放下怨恨、呼喚愛的冥想練習。

　　我每天早晨起床，時間允許時都會做這樣的正念冥想練習，如果時間與環境不允許每天早上做，也可以日常生活中刻意去尋找好的感覺，越多越好，發揮你所有的想像力，想像你最棒，你最想要的狀態，去做讓你開心的事，想像你喜愛的事物，想像最美好的旅行、最舒服平靜的感覺，**只要正面好能量越多，負面能量就會越萎縮，越容易消失。**反之亦然，所以不要去想負面的事情，「想＝呼喚」，你想要不喜歡的事情一直圍繞著你嗎？

　　**時間之所以對地球人類有意義，是因為時間是有限的。**將精氣神揮霍浪費在負面能量風暴漩渦中真的沒必要，經驗過、知道了那就夠了。我們能在地球人身體裡的時間那麼短，何不都留給歲月靜好、留給快樂、留給豐盛和愛呢？

　　當正能量大量和我們同在時，那些憤怒悲傷痛苦煩悶等等負面能量，就自然會因為失去關注而自動平息遠去，所以不需要怨嘆負能量沒消退，只需忽略即可。

　　在遇到痛苦發生時，我們可能會把自己封閉起來，以為這樣比較安全不會受傷，但你回頭仔細想想上一次你轉身逃走或奮力攻擊後，真的有因為這樣而變得更好、更快樂、更平靜嗎？

　　身心關閉時就會變得緊繃，負能量也就越容易會卡在身心裡，越卡越多

就會越牢固，肥胖醜陋老化的速度也會越來越快，你可以觀察看看身邊人的體態，肥胖醜陋老化速度越快的人，是不是多半是難打開心房與人溝通的人！？嗯，貌由心生唷。

永遠沒有任何事情值得我們關上自己。喚醒你心中的宇宙超人，你最平靜快樂的內心力量很美麗而且強壯，由內而外地體驗自己，才能真正無懼無畏的一直美好。

**太忙，你就沒有時間好好活著。**

以前我不太懂這句話，因為我幾乎無法擁有一個不忙的時間。總是沒有足夠時間完成一切事情，待辦事項一大長串，記得那時每天早上做早餐都會覺得壓力很大（但不知道在大什麼），有種吸不太到空氣、要很用力的呼吸，總感覺後面有「什麼」在追趕著我。

其實我們真正需要的不是更多的時間，而是更多處在平靜的當下。平靜是一股感覺到自己真實存在的力量，這個力量大到可以讓我們冷靜的回頭，看見那些一直在追趕著自己的「什麼」，其實就是一直沒有被你秀秀或不敢看它們一眼的恐懼和匱乏，練習去看見它們，然後謝謝它們，謝謝它們對我的照顧和提醒，謝謝它們給我的人生體驗和練習。

現在我每天都跟他們說：謝謝你們，我收到了，我要放下你們嘍:)

在這紛擾不斷（其實是永無寧靜）的外在世界裡翻滾著，時刻練習將意念專注在呼吸，回到深層自我，回到原來就有的平靜所在，真的很棒。

謝謝。

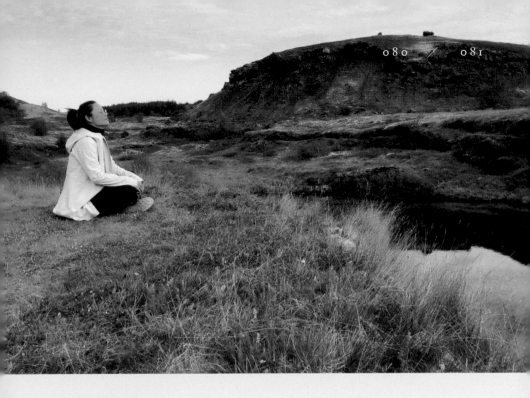

刻意放緩放慢的呼吸，

刻意提醒自己記得嘴角上揚，

身心要記得放鬆，

越慢越能推自己一把退回到混亂張狂襲捲的風暴中心。


中心有什麼呢？

在那中心，你遇見了真正自己。

每一天，一次又一次的在滾滾紅塵的中心，練習

練習，把心靜下來。


愛自己，從愛自己開始。

PAR

沒睡好

會變肥，變老，變醜，

還會得癌症？

T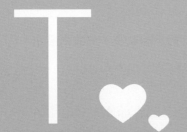

3

# 睡好才能
# 修復身心

知道李開復先生嗎？也知道他前幾年得了癌症嗎？而且他不僅得了癌症，還痊癒了，而且他不僅痊癒，還出了一本書叫做《我修的死亡學分》，他在這本書裡講了一個很重要的事情：**他會得了淋巴癌？就是因為長期睡眠不好。**

他希望自己在工作表現上非常好（誰不是呢？），所以設定自己是一個工作鐵人，每天睡五個小時或四個小時就夠，不僅不把睡眠當回事的常在飛機上飛來飛去，就算在家裡睡覺時，誰寫 e-mail 給他，他半夜都會起來回，以致於他的睡眠非常的淺層，然後身體就給了他一個重大的訊息：淋巴癌。

**若我們也能像他一樣，把病當成一個忠言逆耳的良師益友，那收穫必定滿滿。**

科學家們研究並且相信，所有在地球上的生物的睡眠與甦醒的週期，是一個很核心生命原則，甚至於包括單細胞生物都有這個睡和醒的核心生命

週期在運行。

所以睡眠可以說是生命金字塔底端，最重要穩固生存的一個根基，睡眠比起運動、飲食、工作等等，對身心健康都還還重要太多。

你是不是也和我一樣已經發現有很多（小）事情都會影響到我們，然後睡不好。像是老舊創傷無法癒合、不肯原諒，像是被人背叛，不管情人、老公、老婆、或是工作夥伴；或是你被 Fire 了、Fire 別人了；又或者你被好朋友欺騙，或者工作壓力太大太繁忙。這些都是睡眠的超級殺手，但弔詭的是，睡眠又是唯一可以好好深度療癒我們的創傷特效藥，那怎麼辦？

先來看看睡眠為何可以療癒我們情緒創傷，我們用以下「睡眠曲線圖一」可以看得更清楚：

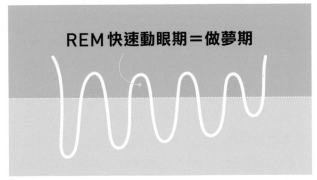

▲ 睡眠曲線圖一

「睡眠曲線圖一」表現的是一個成年人一個晚上充足的睡眠，大概有三到四次的快速動眼期，上面部分是叫做 REM 快速動眼期，快速動眼期就是我們做夢的時間。

在快速動眼期時，我們的眼球會閉著眼睛快速的轉動。如果你家裡有養狗狗，不僅眼皮會亂動，可能牠的腳還會動，好像在奔跑，有時候還會「嗚～嗚～」的叫，這時候就是他的 REM 快速動眼期做夢時間。

**快速動眼期，主要的功能就是在釋放我們醒著的時候不想去面對的一些情緒**，譬如說你被情人劈腿，恨不得想要殺了他，在現實裡面你不可以去殺了他，甚至於給他一巴掌可能都沒有機會；或是你被老闆開除，這些情緒你沒有辦法在現實生活中處理的，就會在 REM 快速動眼期的時候來處理，做一些和這些事件有連結的夢。

有陣子我為了研究夢，一早起床還睡眼惺忪時就趕快把記得的夢寫下來，不寫下來還真不曉得，我的夢還真的光怪陸離，五光十色非常繽紛，劇情怪到一個不行。一兩月記錄下來，最常夢到的劇情是我在拍片，有時做導演、有時是某種不需要存在的人，有時還變成演員，夢裡出現認識的人，以我家尤比例最高，他常在夢裡陪著我做這做那，有時候一開始是我媽，後來一轉頭又變成了他，我也發現日常生活中如果對尤有（以為已經沒有了的）生氣情緒，也會在夢裡再次出現。有次特別印象深刻，白天我生氣他又省略我的生日，後來他雖然因為我的暴怒而積極安排，但當天晚上我卻還在夢中又夢到他又忘記了，氣到大喊：「我現在正在生氣！」而

且還氣到從夢中把自己喊醒……

第二個常出現的是二十五到三十三歲那個一直說謊腳踏多條船、又想盡各種招數阻止不讓我跟他分手的那個男人，現實中過了快三十年我以為早已淡忘這個人，但夢中一再的出現才知道原來一直卡著沒過去啊，後來在早晨的正念冥想，會刻意的對他做原諒與感謝的冥想練習。

**夢，就是在幫我們的情緒（心）做修復。**REM 快速動眼期會給我們新的視角跟新的觀點，如果可以記錄一下自己的夢，我們可以藉由夢去觀察我們不知道的內在狀態，更深入的認識自己，也可以在白天正念冥想時幫助心與情緒的修復。

REM 快速動眼期做夢，還有一個很棒的功能：增加記憶力。如果你今天有一個難解的問題，譬如說我在工作上，有些工作怎麼都想不通解不開，這時可以去睡一覺，隔天就自然就會解（我用過很多次，相當有效可以試試唷）。

很多人會說，我幾乎不會做夢耶，那很有可能是你不記得夢，也可能你真的沒有做夢。不過沒有做夢這個狀況要多注意一下，若是一直真的無夢，會讓我們情緒無可宣洩，然後慢慢累積變成病兆。

如果你有習慣用喝酒來幫助入睡就很可能會無夢，科學研究顯示喝酒幫助入睡，會壓抑 REM 快速動眼期時間，也就是說會剝奪我們做夢，如果做夢能力被剝奪，長期以來就有可能會產生紛亂症狀，久了將會變成重度精神紛亂，而且這是慢慢變成的。有酗酒習慣的人，常會發現有焦慮易

怒，無法集中注意力，產生幻覺，嗜吃，疲倦，精神不濟等問題，越老越嚴重，所以如果你是個平常要用喝酒才能幫助入睡，這個習慣很傷，愛自己就要戒除。

另外用安眠藥的方式來自己入睡也不好，有些安眠藥研究證實也和喝酒一樣會抑制 REM 快速動眼期的睡眠修復，雖然也有一些聲稱不會抑制REM 睡眠的安眠藥被發明，但是西藥有個很大的問題：是化學合成的，化學合成物因為身體不認識，所以會有負擔，久了就會變毒，讓身心大失衡。

半夜醒來或是一直睡不著，這是一個反應你「生活習慣出問題了」的誠實訊號，不是壞事，只是一個告訴你的訊號，要我們去想想在什麼地方出了問題，想想如何做修正。**睡不著就吃安眠藥，身體痛吃止痛藥，這些都是用膠帶把身心警報器貼住。**

一用西藥貼住問題，就會閱讀不到身心訊號，但真正背後的問題沒有被解決，身心警報器還是一直作響，有可能本來是小問題，但是你一直用藥叫身心住嘴，最後小的病它就變成大的病了，身心被壓住一段時間，就會以別的方式爆發，可能是落髮、記憶力下降，可能臉部長斑變暗沉、可能白天精神紛亂、可能半夜夢遊、大小便失禁、急速老化……因為安眠藥是人工合成的，身心被壓了久了一定大反彈。我們面對的是宇宙，若不願臣服，不願去聆聽去了解，那麼你違反的宇宙法則，就會用越來越激烈的方法，讓你知曉與遵守。

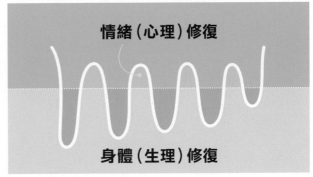

情緒（心理）修復

身體（生理）修復

▲ 睡眠曲線圖二

　　一個健康成年人的一夜睡眠會經歷三到四次 REM 動眼做夢期，修復的是情緒是心裡的傷，也會經歷三到四次深層睡眠期，就像「睡眠曲線圖二」所表示的那樣，深層睡眠期也很重要，主要是在療癒身體的受損。

　　不論是骨折、刀傷或是我們不知道的內臟損傷修復，像是過勞運動過度造成肝臟腎上腺的受損、太緊張造成胃腸的糾結，這些都會在我們深度睡眠時做修復，眾多研究報告也指出腦的清潔與排毒是在深層睡眠這時間發生的，所以啊，睡眠不是浪費時間，睡眠對人體做的修復是無可取代的重要。

　　靈學認為睡眠是我們身心腦最放鬆也最透明的狀態，這個時刻是我們的內在宇宙超人（真我）和外面的宇宙大神們自動接軌，重新自動矯正修建的時刻。

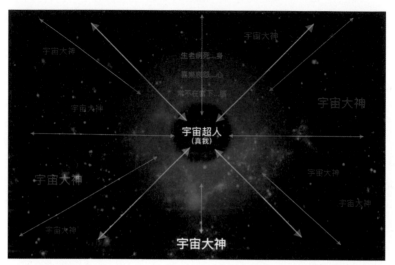

▲ 生命能量位置圖二

　　就像前面提過的，「生命能量位置圖二」說明了睡眠是我們最能接收宇宙高頻的振動療癒的狀態。睡眠時，身心腦都放到最鬆了，是我們最放手的時刻。所以每一次深睡就像經歷一次短暫的死亡，讓我們歸零，得到新生。

　　快要或已經生病時，從本來的晚上十一點提早到八點或九點上床去睡，就是最好的特效藥了！因為每次睡眠時，宇宙大神都會用祂們的愛與光和我們的小宇宙做高頻震動療癒，幫助我們恢復平衡，宇宙也會在此時幫我們做淨化排毒，所以好好睡覺的魔法才會如此強大。很多百歲人瑞的長壽秘方都有這一條：就是睡很多，一天七到八小時，甚至九個小時。所以，「盡量的睡好睡滿」這是變青春變美的最重要基礎功課之一。

## 可能你和我以前一樣，不知什麼是睡好的感覺

在四十歲之前，我因為長時間錯把工作當成人生成功的基石，且不把睡眠當回事兒，沒睡好變常態，成為一個忘記「睡好覺」是什麼感覺的人。

後來有次我去台中參加單車比賽，前一晚落枕痛得不得了，就在旅店附近找了間中醫診所，請中醫師幫我針灸，整骨師喬了後，並幫我開了一副可以睡很沉的中藥。天時地利人和，雖然在異地旅店，但那天晚上我得到了一個非常好的睡眠。

自從那次之後我才知道，哇！原來覺睡好是這樣的感覺啊！起床後心情愉快，精神飽滿，思緒清楚，落枕也很快就痊癒了，也因為事隔多年又嘗到了睡好覺的滋味才明白：「哦，原來日常生活中的我，一直都是處於沒睡好覺的狀態。」從此以後，因為發現把覺睡好能如此輕鬆愉悅，所以，睡好覺變成了我認真努力想要達成的人生目標之一。

以下為幾種沒睡好的狀態：

### 1. 到了晚上十一點還沒有睡意

正常的身心會跟著日月交替升起與落下，夜晚來了身心也會漸漸進入休息狀態，中醫常說晚上八點後就不要再做什麼劇烈的事情了，像是運動、工作、吵架生氣、看激烈劇情的影片。

這幾年漸漸的能體驗到這個自然規律的美妙了，到了晚上八點多就會感到疲累，十點前睡著，早上睡到自然甦醒。自然醒的時間不一定，會依照個人身心勞損的狀態，我通常在有做重訓或運動時間長或煩心的工作多時，會睡到早上七、八點才醒（睡十個小時其實不奇怪呦），不那麼疲勞的狀態時，才會在早上五、六點精神飽滿的自然醒。

　　如果你是每晚都超過十一點，甚至是到半夜一兩三點累到不行才去睡，如果是這樣很難體驗到把覺睡好的感覺是什麼。就像沒喝過冰島水的人，很難了解冰島水喝起來的感覺，習慣喝冰島水的冰島人突然喝到其他地方的水就馬上可以分辨出能量差距。睡好與睡不好的人也會這樣，所以有可能你和我以前一樣，一直是個以為自己有睡好，但其實不然的人。

　　晚上十一點以前沒睡為何就是睡不好呢？因為身心跟著天地宇宙節奏運行會最順，秋收冬藏春耕夏耘，日出而作日落而息，心靜，身動，營養均衡剛剛好。順服著身心原始宇宙的設定去生活，身心都會用祂最美好的舒暢感給予回報，就像我們好好保養車子，車子開起來就會很舒暢順遂的那種美好感。**睡好是一種珍貴的美好舒暢，我們的人生也會因為睡好了而萬事美好起來。**

## 2. 要喝了酒或吃了安眠藥才能入睡

　　如前面所說，酒精會影響我們進入深沉睡眠，安眠藥是化學合成物造成的負面影響更大，有很多可怕的副作用，**靠酒精與安眠藥入睡的人可以說**

**是給了自己好像有睡的假象，卻無法達到睡眠時身心需要的修復與淨化。**長時間使用化學藥物入睡會造成永久的損傷。雖然中藥也有強力讓人入睡的天然藥物，但我問過中醫師，非到不得已時，是不建議使用強力安眠方的，因為用久了會失效，再來藥效太強容易造成身體的損傷與偏斜，中醫建議將「心靜／身動／營養均衡」做均衡扎實後，身體進入自然呈現的睡眠狀態，才能得到真正睡眠的好處與回饋。

### 3. 入睡還可以，但半夜醒來就睡不著了

記得我有好一陣子常常會在半夜大概兩三點的時候醒過來，總之是睜著眼怎麼也睡不著了，腦子停不下來的想東想西非常討厭，這個症狀持續了好幾年，後來才知道這是因為身體運動過度，造成勞損，**是身體失衡了造成的結果。**如果遇到這個情形怎麼辦？練習正念靜心會有幫助，接受也有幫助，日常將運動量降低，尤其是高強度的運動，像是重訓、間歇跑，總之激烈的運動先停一陣子，採取戒糖飲食，如果你是一直不運動的人，就要加入適量運動，肯定可以幫助睡眠。

### 4. 睡醒後感覺疲累，腦昏昏沉沉，身體酸痛

可能你都沒有上述狀況，但睡醒之後感覺疲累，腦昏昏沉沉的，身體酸痛，這樣也是睡不好，需要覺察是什麼環節出了問題。

## 睡好，是我們能回到宇宙懷抱的喜訊

睡好不能期待，只能平心靜氣的等待。

就像很想懷孕生小孩的夫妻，去做人工受孕、中醫的調理，太太也把工作給辭了專心懷孕，幾年過去了還是沒有受孕，最後放棄又回去上班，在放棄與遺忘期待之後就懷孕了。睡眠也是一樣，因為**睡眠是我們懂得尊重自己，順服生命，願意好好活在當下後，放鬆放手後得到的禮物，睡好是我們回到宇宙懷抱的喜訊**，強求不來的。

中醫有十二經脈運行的時刻：晚上十一點到早上五點，是最適合睡覺修復的時間，晚上十一點到一點是膽經運行、一點到三點是肝經運行、三點到五點則是肺經運行的時刻。如果肝沒顧好，可能你會在半夜一點到三點（肝經運行時卡住而）醒來，這是一個身心訊號。

若是你半夜一點到三點醒來，就是去反思一下，這兩天是不是生氣了？急了？飲食有沒有吃好？血糖震盪了？還是多喝了咖啡？注意看看自己在哪個時段醒來，然後回想一下日常生活中有沒有什麼可以調整的，如果有就去調整試試看，然後再看看是否睡眠狀態有改善。沒有一種療法勝得過好好過生活，失眠也是一樣。

**有生病狀況，提早一點去睡覺，隔天起來必定改善或痊癒**。如果得了沒有特效藥只能靠自己身體免疫力治癒的感冒，身體就會自然啟動需要修復的機制，也是想要睡覺。如果身體在晚上六七點就想要休息想要去睡覺，

這時候就千萬不要撐著想說這也太早了吧，請趕快去睡覺去休息，可能隔天起來感冒就會好了，身心最強大的自癒力都需要睡眠中才能發揮。身體小宇宙有自己的安排，所以腦都儘量不要出現急迫念頭，只需要用支持的方法來幫助自己睡好，要怎麼樣支持？請繼續看下去（但不要熬夜看唷！）

身心腦是一個整體，當我們心靜了，身體運動對了，營養低升糖，均衡了，睡眠就自然而然的會變好。還記得前面和大家分享的那張「好好生活比重分配圖」嗎？好好呼吸讓心靜下來了，睡眠休息好了、飲食吃均衡吃

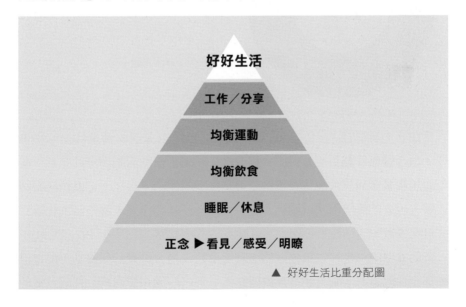

▲ 好好生活比重分配圖

好了、運動均衡做好了，工作與分享在這些基石的支撐下，也將變得更好更輕鬆更有力量。

下面這張圖，講的則是好好生活基本組之環環相扣的互相關係。

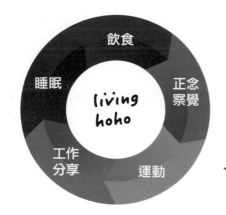

◀ 好好生活基本組圖一

藉由正念練習讓自己的覺察變好，覺察變好也會讓飲食更均衡吃得更好，因為覺察好就可以分得出食物的滋味好壞，也能開始用身心來食，而不是用腦來食。有人說正念覺察是第三隻眼的能力，可以一口就辨識別人嚐不出來的鮮美層次或腥臭腐爛，可以一秒就聞出別人聞不到的化學合成氣味傷害，這的確是每個人都可以因為正念了靜心了而擁有的察覺力。

貴的餐廳不一定可以給你好的、有能量的食物，昂貴的保養品可能會日漸毒害你的身心，別人說很棒的對你不一定是好的，要吃的、用的、活的

真正好,需要靠覺醒的身心來幫助。

我們的情緒就只是身心給我們的訊號而已。生氣了可能是有人越界了要你採取行動,但我們常被自己要求不能生氣,所以反而**要自己去忽視生氣訊號的來源而去壓抑身心,這就會大大影響睡眠**,所以心靜,就能很快的發現自己有什麼情緒過不去了,就能去覺察為何會出現生氣訊號?為何會出現悲傷感?為何會感到焦慮?為何會這樣那樣……?知道後才能好好處理。心一旦靜下來了,情緒訊號就能被照顧,就能離睡好近一步。

**在覺醒的身心狀態下好好運動也是一樣的重要**,因為這樣才有可能知道怎樣是不過量,或是怎樣對自己是不足的,也才能覺察出自己所做的運動是不是剛剛好適合你的狀態,才能知道你的運動要如何修正。運動剛好了也能幫助飲食變均衡變剛好,也能幫助心念更正念更靜,睡眠能力也會因此被提升,工作與人際關係也是一樣,就像這張「好好生活基本組圖一」所畫的是環環相扣的。

生命是環環相扣的一個整體,要睡好,要回春,要變美是如此的簡單,卻又不簡單。

## 想睡好你必須注意的事

以下為一些可能會被忽略但需要注意,會影響睡眠讓你睡不好的狀況,以及一些可以幫助睡好的建議:

### 1. 糖和咖啡因過量，肯定睡不好

白天吃糖或咖啡因過量，血糖會因此大幅度震盪。白天吃了高糖影響了血糖，半夜很有可能會因此醒過來並睡不著，這是因為血糖震盪是延續的，早餐沒吃好震盪會來來回回的震盪，中午又高糖，晚餐繼續高澱粉高糖，半夜血糖就會繼續的飆上落下，半夜升糖了所以因此醒過來，也會因此睡不回去。**如果要睡好，一定要少醣低升糖的均衡飲食**。（Part 4 會仔細地談飲食如何低升糖吃均衡）

### 2. 運動時間做錯會影響睡眠，反之卻可以幫助睡更好

運動分三大類，重訓、有氧、拉筋伸展。重訓是強度比較高的運動，**如果你要睡好，極不建議在晚上做重訓**。重訓是一個強度很高的運動，身心都會被提升變得高亢，精神會變好，如果天暗了就要歇息這是順服宇宙的運行，要睡覺前精神變好就會造成晚睡，然後膽和肝經都沒法修復，就會形成身心的惡的循環，如此一來你吃再少、運動再多，也不會變美變瘦，因為你在虐身，只會持續的變老變醜變胖這才符合宇宙設定啊！

強度高但抗老維持青春肉體一定不能少的重訓如果在白天做，反而能大大幫助睡眠。這幾年的重訓實體講座中，常常聽到同學反饋說「上完好好重訓課，晚上都很好睡，然後早上起來好像身體被卡車輾過一樣的痠痛」，哈！這就是有效的重訓唷！後續還會出一本專門講自己在家怎麼擔任自己重訓教練的書，和大家分享要怎麼輕易到達這種境界的方法，希望

你們也有機會感受到這種運動後好好睡一覺的神力。

### 3. 有氧運動能幫助睡眠也能毀掉睡眠

有氧運動會讓我們含氧量變高,所以精神也會因此變好,和重訓一樣,如果你太晚有氧運動,也會影響睡眠。有氧運動是每一個人都很需要的運動類型,可以讓我們身體的含氧量變高,就是大家常講的抗氧化,抗氧化就是抗生鏽的能力,生鏽就是老化,繞一圈講的就是:有氧運動能讓我們回春。

身體不論像眼睛、牙齒、皮膚、血管、肝肺、心臟、腦……**全身的每個器官都需要氧氣來提升能量**。在睡眠時候修復力也會相對提升變更好,也讓我們更有能量來變瘦變美恢復青春。

**有氧運動也和重訓一樣不能太晚做。晚上八點以後還去跑步(這是自殺跑啊)**,最晚傍晚去跑步就好了,而且強度要低,不要跑成好像在和誰比賽(你這是跑掉你的青春你的美),所以只需要慢慢跑就好,有氧運動是要有一點喘、心跳比較走路快,你還可以跟旁邊的人聊天,這樣才是有氧運動的完美狀態,如果你要減肥回春,含氧量要提高,就要注意不能跑得太快,**要慢慢跑才會回春減肥**,要比賽跑快的選手才需要跑很快。

### 4. 按摩拉筋伸展運動晚上九點前做可以幫助睡眠

天黑後,在晚上九點以前,可以做些陰瑜珈幫助副交感神經運作,對睡

眠有幫助。很建議在拉筋伸展之前使用一些可以幫助睡眠的精油去按摩，先將表面筋膜放鬆後，再拉筋伸展，這樣可以做得更徹底更有深度，鬆筋骨的狀況會更有效果。也會睡得更好。

有沒有人想問，那晚上九點以後做會還是不會幫助睡眠？我的答案是「否」唷，如果要在十一點前就寢，最好是九點以後就慢慢開始準備相關事宜：刷牙漱口、洗臉用精油保養、敷臉、洗不那麼熱的熱水澡後上精油按摩、和狗狗貓貓抱抱或愛人擁抱愛撫、喝點溫水幫助夜晚腦部的清洗排毒工程……不要再深度拉筋了！這對身心來說都是太劇烈的動，這時要準備被靜下來了，擁抱愛撫或做愛都可以創造放鬆，很適合在晚上九點以後做唷。

### 5. 不要在睡前做或想任何工作的事情

天黑後，一旦用腦去思考或規劃的話，交感神經就會興奮起來，不論是你多愛工作、工作沒做完會被開除的狀況，都不可以為這樣的身外之物犧牲睡眠，不論是犧牲睡眠和休息、或是飲食、運動時間去工作，都是在做抽掉金字塔底層的磚塊的事情，一塊一塊抽掉，最後你的身心就會垮下來。

這幾年很多在外在工作成就上的名人，像是裕隆集團嚴凱泰先生食道癌去世、誠品創辦人吳清友先生心臟病驟逝、寒舍集團蔡辰洋先生心肌梗塞去世、帥到不行才 35 歲的高以翔因為半夜錄節目跑得太盡力休克死

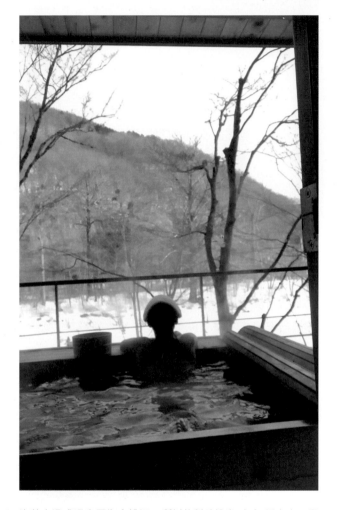

▲ 泡熱水澡或溫泉因為會排汗,所以能幫助排毒/瘦身/變青春,當
然對睡好也會有幫助。不過建議要在晚上20:00前泡才好,因為
泡澡有助於循環,太晚才泡會造成精神亢奮而影響睡眠。
這張照片是我去日本東北溫泉旅店中,在自己房間陽台泡的露
天小溫泉,因為房間有,旅店還有大溫泉,所以那次度假從早
上起床就開始泡澡,一天泡4、5次,哈~超級養身與排毒。

亡……，這些都很值得我們好好想想，拼到有錢有名但沒命了，是你想要的嗎？

## 6. 如何改掉晚睡習慣？

有人可能會問：「我已經習慣好多年每天晚上都一二點才睡，今天才知道要早睡才能變美變瘦變健康好好活，所以我試著十點就上床，想十一點前睡著，但卻一直睡不著怎麼辦？」

有個方法可以試試看：如果當天晚上要早睡，試試看前一天先刻意用鬧鐘讓自己早起，本來你半夜一二點才睡得著，如果早上早起了，晚上可能會比較早就有睡意，**一有睡意要趕緊把握去睡，如果錯過了就可能又會晚睡了**，所以一有睡意就要把握，趕快上床去睡覺。如此一來，漸漸的就有可能將生理時鐘調早在十一點以前睡著，試試囉。

## 7. 早睡，但不需要早起

風起來了，順風飛翔是省力的，逆風時硬要奮力往前飛會花更多能量，但效果卻不好。所以我們要做聰明人，學會抓住宇宙的節奏，就和衝浪手一樣。太陽落下入夜了，宇宙要我們身心靈進入休眠，晚上十一到十二點是順風順浪最有「效率」的睡眠時間，十點前上床準備睡眠，還可以在床上看看書、塗些精油做些保養按摩，做一些深層呼吸，幫助自己好好入睡，然後**不要早起，讓身體睡到飽，睡到自然醒**。如果可以的話，能睡多

久就睡多久，身體想睡是因為需要更多時間的修復。能睡就是福啊～真的。

## 8. 青春享瘦的最強魔法：睡覺

　　如果你某天突然八點多就感覺睏了，那就去睡唷！那表示你的身體需要，有可能當天被病毒侵襲了也說不定，所以身體需要去睡覺來對抗處理病毒。也有可能是以前欠的睡覺債務開始還，遇過不少人開始塗保肝精油處方之後，突然變得嗜睡好一陣子（這我經歷過），如果這樣你還堅持不去睡，最後很有可能病倒睡醫院唷。

　　造成睡不好的原因很多，沒好好處理情緒訊號、飲食高升糖震盪血糖了、吃到毒性過重的食物、運動不足或運動過度，睡前水喝太多等等，都可能會有睡不著或半夜醒來的狀況。

　　如果你睡到一半突然醒來，如果可以繼續睡就趕快睡，如果不行也不需要給自己任何壓力，就放鬆，就接受，就順服吧～沒有任何事情值得放棄我們的快樂，當然也包含失眠的當下，可以做些自己喜歡但不費腦不看電子螢幕（手機平板電腦）的事情，譬如看輕鬆的書、輕輕按摩或是正念冥想……，總之，尊重宇宙安排的都是好的，就會好。

# 睡不好，
# 有什麼外力可以幫助嗎？

睡眠，不僅是可以幫助我們回春、變美，過肥的減肥、過瘦的增肥，還可以處理疾病，消除煩惱，但如何睡好卻常是個（想得卻不可得）人生大課題，是一點一滴日常好好生活，慢慢累積所得的自然結果，除了我們前面分享的心靜、身動、營養均衡低升糖、順服宇宙等等的本體要持續做好，也可藉助一些外力來幫忙。有哪些呢？請看右頁這張圖：

中間是我們的呼吸正念靜心、運動、工作分享、飲食、睡眠，這五大類環環相扣會互相影響互相提升的本體，外圈則分成四大能量——風水土火。

## 用風的能量幫助睡眠

風就是新鮮的空氣，像是森林裡的空氣、海上的空氣都是非常新鮮的，如果你和我一樣是都市人，假日一定要多去這些地方。

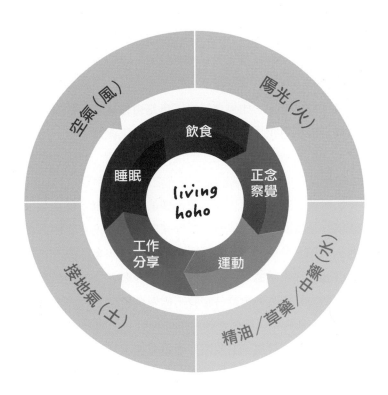

▲ 好好生活基本組圖二

有些人習慣把家裡的窗戶都關起來，說是什麼會有灰塵、冷氣會跑出去……，但這樣也會讓空氣不流通、沒有氣場。在密閉空間辦公大樓工作的人，辦公室只有冷氣，空調可能又沒有做那麼好，這都會讓你身體裡面的含氧量不足，提早老化。如果**含氧量不足是會造成很多的身心問題，像是過敏、頭痛、提早老化、頭昏眼花……也包括失眠睡不好**。所以可以的話，選擇在可通風的地方工作，工作的地方儘量開窗，多去大自然森林裡面，越深越是無人的森林空氣越新鮮（少人之處也同時多注意自身安全）。

除了多多接觸新鮮空氣的環境外，更重要的是，要把新鮮空氣吸進去。當你在一個新鮮營養的空氣環境裡，需要深呼吸才能把好氣導入身心：慢慢把氣吸進去丹田（肚臍下方），再慢慢吐出來。如果你已經有覺察力，請時常注意自己的呼吸狀態，可能會發現有很多時候自己竟然是忘記呼吸的狀態，人和動物緊繃時都會屏住呼吸，放鬆狀態的呼吸才會又深又慢，多多去森林、多在新鮮空氣的所在練習正念呼吸，對睡好能大大加分。

另外，**睡覺環境是否通風，對睡眠好壞也有極大影響**。要通風要開窗，這是我選擇旅店的首要條件。國內外都有很多旅店有窗但是不能對外通風的。有次旅行過境巴黎，在機場附近就住進了一間有窗可開，但不讓旅客打開的全新大飯店，巴黎人噴化學合成香水的比例又高，那天晚上我幾乎無法成眠，還一度天真的帶著瑜珈墊想說睡人行道好了。後來學到教訓，訂旅店先確認有沒有對外通風窗，睡覺時一定會開點窗讓氣是流通的，沒開窗一整夜污濁的空氣要睡好很難啊。

## 用火的能量幫助睡眠

火的能量是什麼呢？就是太陽的能量。沒有太陽，不用說人類，地球大部分的動植物都會無法生存下去。我曾經看過一本書叫做《不吃的人們》，裡面講地球有幾萬人是不用吃任何食物也不用喝任何水，只靠陽光的能量活著人，印象很深刻，雖然也飄過一絲想要試試只靠陽光能量活著不用飲食的狀態，因為很愛美食而暫時放不下，但由此可見，如果你懂得如何吸收陽光的豐富能量，就可以不用靠飲食。這也是我們講的用火的能量來幫助睡眠。

**每天在朝陽中或是森林樹蔭下享受 30-60 分鐘的陽光能量，對於睡好有大幫助。**去不同時差區域旅行出差，需要調整時差時，就可以利用太陽光來調整，早上一起來就去曬曬太陽，能更快回到符合本地的時間作息。享受太陽特別要注意是：**不要使用化學合成物製造的防曬乳**，這對皮膚合身心都有會有傷害，短期看不出來但長期一定是負擔。

說到曬太陽的時機，盛夏午間的太陽有點危險，這時候曬太陽反而對身體來說會耗損能量，需要避免。可以用衣服或帽子或陽傘戴墨鏡來遮陽做防曬。春秋冬或是早上傍晚太陽溫和的時候，**使用好的植物油加一點真正的薰衣草、胡椒薄荷、茶樹、天竺葵等精油，這些同時防蚊、抗菌又可以美肌的精油們，就能防曬又能防蚊蟲、抗菌維護氣場又香香美美的了。**

不過天然植物油精油的防曬無法像化學合成防曬霜一樣維持很久，**大約**

**半個小時就需要補擦**，天然植物油精油不含任何化學添加是選購的重點，沒有化學混摻對身心負擔較小，可以防曬傷但不會阻斷太陽豐富的營養與能量。特別注意的是**市面上 95% 的精油多因想拉長保存期限及降低製作成本，多賺一些差價，多賣一些量，很多都會混摻（化學）合成精油或化學防腐劑**，還好台灣的化妝品法規很嚴格，裡面使用的原料規定廠商一定要寫在商品上，你若是看到一大堆看不懂的英文的那種就是有化學合成混摻的。化學合成香味對嗅覺和腦的殺傷力都不小，化學防腐劑、美白劑⋯⋯這些對皮膚長期來看都會造成傷害，購買使用前都務必看清楚。

在選用食品、用品時，**野生的都會比人工飼養的來得更有能量**。原因就是有多元土地，還有他們因為是野生的所以會吸收很多太陽的能量。所以在選用食物、花草茶、精油⋯⋯上能選擇有機的當然也不錯，但有野生的更好。Part 6 我們會教大家用項鍊來做靈擺能量檢測，在不知道如何挑選適合你的食物與用品上，這個方法很好用。吃什麼用什麼看似和睡眠不相關，但環環相扣，用得好吃得好，對睡眠都是有大大加分的。

在睡眠的空間內，除了前面講的要通風，如果能讓朝陽進來也對睡眠有幫助。

睡覺的房間建議一定要開窗通風，睡時燈要全關暗，但不建議拉上窗簾唷，這樣**日出的時候陽光由窗戶自然灑落**，身心靈都會接收太陽升起的訊號，自然醒的狀態會更好。

另外，**準備適合自己的溫度來睡覺**，睡眠時體溫會下降，務必注意下半

身的保暖。中醫理論裡說：「百病起於寒」，西方科學也研究出人的體溫高低和免疫力的關係密切，以前人類的體溫大約為三十七度，現代人因為缺乏運動熬夜吃糖吃化學合成食物，體溫平均地低於三十七度，是免疫力不足的指標，低一度體溫，免疫力就差距了六倍。所以保暖很重要。

　　睡覺時不要和枕邊人用同一床被子睡覺，因為每個人的體溫與感到舒適的溫度都是不一樣的，還會拉來拉去搶被子，還會冒被別人臭屁臭醒的風險，這都是沒必要的。除了不和同床共寢的人同被子，自己還可以放兩床被子在床邊，睡到一半覺得冷了換大被子，熱了換小被子。

　　**穿舒適的有機棉睡衣和保暖的鬆軟羊毛襪也都有助於睡眠。**

　　《越睡越成功》這本書裡面建議，睡覺時不要隨便穿著運動服或家居服、內衣就去睡覺，要為睡眠挑選舒適的剪裁睡衣，我後來照著書乖乖做後才發現這個以前忽略的小細節有大影響，也建議你重視睡眠時衣服與棉被的材質，我們身體有好大一段時間都在睡覺，這段時間和皮膚接觸的衣服是絕對有感的。

　　**穿著保暖的、不鬆也不緊的襪子也能幫助睡得更好。**這是中醫的超級好建議！腳底有像是湧泉穴這種重要的大穴道，還有大大小小攸關全身健康的穴道。在腳踝內側還有個很重要一定要好好保暖的穴道叫做「三陰交」，這是肝腎脾經脈三條大經脈的交會大穴道，這個穴道要常保持溫暖（也要常常按摩）。

　　沉睡的你可能不會知道有沒踢被子，所以睡覺時如果能穿著舒適的襪子

保暖是有助於睡眠的，天冷天寒的時候，白天活動期間也建議穿要襪子，保持腳底與「三陰交」的溫暖，自然養顏美容又能回春唷。

　　**睡前用熱敷袋熱敷**像是臉部的眉心臉頰耳朵……這些平常沒辦法保暖的部位，躺在床上時可以用熱敷袋敷一下有助於養顏美容加強新陳代謝，熱敷後可以按摩一下臉部緊繃酸痛的部位，像是眉心、額頭、顳顎關節咬合處其實都很緊繃。臉熱敷後，可以敷一下頭皮，我常在一天忙碌工作後，按壓頭皮時會發現浮腫疼痛處（這表示用腦過度了唷），可以在疼痛浮腫處熱敷後，再做些頭皮按摩。頭後方的「風池穴」是很適合在睡前好好熱敷一下的地方，在按摩臉和頭皮時，熱敷袋可以熱敷身體其他比較緊繃的地方。

　　最舒服的莫過於用熱敷袋敷背部整條脊椎，可以一節一節的往上或往下敷，然後肚子、腸胃胸口等等，有時候敷著敷著很容易就睡著了。因為溫熱可以幫助身體放鬆，身體鬆了心也跟著鬆，腦子慢慢放下，熱敷後的地方，如果你還醒著，可以用手或按摩器具按摩一下，會睡得更好。熱敷按摩的主要目的是放鬆，所以如果一開始敷著臉就睡著了也沒關係，不要強求一定要全部敷到，放鬆～放鬆～放鬆～

　　睡前短短小熱敷的這個小保養，對我們在睡眠時的腦部修復有大大幫助。

## 用土的能量幫助睡眠

我在治療牙周病的期間，「接地氣」是醫生給我的處方籤之一。**常接地氣可以幫助各種失衡病更快速的復原**。對接地氣有興趣的人可以參考一本書，書名就叫《接地氣》，裡面講了非常多案例是接地氣之後各種神奇的痊癒故事與方法，還有各種關於接地氣的科學研究報告。接地氣除了可以止痛消炎治療各種奇怪找不出來的病症，還可以幫助睡眠。

接地氣是什麼呢？簡單來說就是人體直接碰觸地球，與地球通電，但這個電和我們平常使用的 110V 或 220V 不一樣唷，是不會有觸電感覺的，是一種存在自然界與人體中流串的弱電。接地氣是直接跟地球導電，人因為用電腦、手機久了，身上會殘留一些髒電，經由接地氣的方式和地球通電可以排掉身上的髒電，如果是光腳踩草地大約一次需要 30 分鐘，接地氣的後，人會感覺會變得比較平穩舒適。

接地氣與地球通電的方法很多，可以光腳或穿薄襪踩在草地上、沙灘上、抱樹，也可以全身泡在海裡面或是溪流裡（這最快的，因為是全身一起接地氣），在家裡睡覺時可以買可通電的布鋪在床單下，然後接線到三孔插座上的單孔地線，不過這要確認你家的插座是真正有接地的地線。

除了接地氣之外，**盡量食用從土裡面長出來的蔬果**。現在有很多室內栽植的有機蔬菜不是土裡面長出來的，不論是在室內種植或是水耕，沒曬太陽也沒接土地，如果你對食物的感知覺察力已經打開了，就會發現吃了沒

土沒太陽的蔬菜，兩種能量與滋味都會差很多。

　　還有各種植物能量製作的植物油、精油、花草茶、中藥材等等，這些也都含有土的好能量。

## 用水的能量幫助睡眠

　　水能幫助睡眠的能量好多啊，第一個推的就是「泡熱水澡」，可以幫助排汗、新陳代謝、促進血液循環等。想要回春變美變健康的人要**多泡熱水澡哨**，好處多到數不完。泡熱水澡和運動一樣要特別注意不要超過晚上八點，因為新陳代謝、流汗……，這些都會對身體造成太大的變動，接近睡眠的時間身體要儘量靜下來，如果有太大的變動，就會讓睡眠不夠沉。

　　中藥裡頭的**水藥**也是一種水能量。中藥方需要中醫來開，如果有緣碰到合得來的中醫，可以請他幫你開適合你狀況的中藥，很多中藥現在都改成科學中藥粉了，因為經過乾燥與一大堆手續，能量多少會耗損，建議直接用中藥材植物煎出來的水藥，較具有療效。

　　至於中醫，我個人覺得合得來很重要，因為中醫治全症狀，身心不分離，所以也會同時兼顧心理醫生的工作，然後再用針灸、拔罐、整骨、中藥這些來幫助你的身心回歸平衡，如果你去看的中醫生，本身就讓你感覺歪歪的，沒有正氣，那麼開出來的藥與治療的效果也都會打折，可能只能治表面急症，緩解疼痛這一些，如果要深入五臟六腑，整體提升的治療就

會需要一個合得來讓你信任的中醫師，活血提氣通常會需要一段不短的時間。

再來也可以**喝花草茶**。花草茶、精油或是中藥都不是像西藥的安眠藥一樣，一吃就馬上睡著。它是讓你慢慢放鬆，到晚上該睡的時候有睡意，所以白天也很適合喝，特別推薦真正薰衣草和德國洋甘菊以及檸檬香蜂草這幾個植物來泡茶，可以用新鮮的自家種花草現摘下來，也可以選乾燥的。最好選（歐洲）有機認證，不要隨便買，之前在迪化街攤上買過幾次花草茶，喝了都胃痛，更不用說幫助睡眠與消化了。雖然有機的比較昂貴也不容易找，但身體只有一個，進入身體的能量，不論吃的、喝的、嗅聞的都一定要小心謹慎，不然進去的不是能量，而是毒素。

真正薰衣草在幫助睡眠上是幾乎大家都知道的植物能量，後面會有詳細介紹。德國洋甘菊則提醒大家**最好要選一球一球整朵的唷**。

每一小花球裡面都有上千朵花蕊，它有強大的安撫、放鬆，治頭痛等等厲害的效果，也可另外加入一樣可幫助放鬆的檸檬香蜂草調成複方放鬆助眠的花草茶，會比單方更好、更有效果。這種花草茶白天可以喝嗎？當然可以！花草茶、精油和中藥都是可以隨時依自己的情況去飲用，如果感覺自己在工作時有些緊繃、甚至任何時候都可以喝，只要確定無毒有機，一天可以喝好幾杯。

一個同事和我分享，喝了這款花草茶方後，發現以前可能要十二點才能睡得著，現在可能九、十點就有睡意了，而且睡眠也變好變沉了。這位同

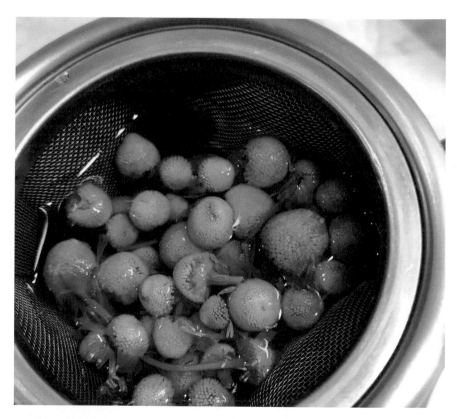

▲ 這就是美麗的德國洋甘菊整朵整朵花球泡開來的樣貌，每一球都有
　幾百朵花呦，菊科類植物有幫助我們恢復秩序的能量。

事本身每天就有運動習慣,飲食也都是自己烹調,本體狀況就挺不錯的,所以才喝幾天就很有感,所以本體才是睡好的主角,經由花草茶、純露、接地氣、曬朝陽……,這些都是輔助的唷。

## 對睡眠會有幫助植物能量們

除了帶著植物能量的花草茶之外,精油和純露花水這些帶著植物能量的水,也都是可以幫助身體更快更容易的回到正常運作的植物能量。

那已經喝了真正薰衣草和德國洋甘菊茶,還要用同款的精油純露嗎?溶於水的植物的能量分子,就不會在油裡出現了。所以**一油一水這兩個一起使用相輔相成,可以互補而對身心的幫助更完整**。植物溶於精油的是小分子能量,溶於水的是大分子能量,水+油一起都用,植物能量會更完整,所以我不僅喝花草茶,還使用大量的純露,以及精油。

另外像是肉豆蔻精油也助眠,也是有名的放鬆迷亂的春藥,每次用了它我都會有點飄飄欲仙的很放鬆的感覺,很愛這植物的能量,這植物也很幫助消化,唯一注意的是份量不要過高。

溫和的甜馬鬱蘭精油也助眠,是一款連小朋友都適合用的精油,心情沉重時,這款精油可以溫和的幫我們舒緩又能輕輕的提振能量。這裡的提振不是說很振奮的那種提振,而是能叫沉重的心情快點走掉的提振!gogogo!其他像是綠苦橙、苦橙葉、香桃木等等,對於釋放緊張焦慮,或

者內心創傷所造成的失眠，都有幫助。

　　精油、花草茶、中藥、純露等等，這些天然能量都不是說現在要睡覺了，我趕快來用一用、喝一喝就可以像安眠藥一樣馬上睡去的。想要睡好的人，可以常用著這些宇宙能量，隨時隨地聞聞、喝喝、用用，不過量，頻繁適量的來幫幫推推就好，讓身心更趨近平衡。

　　使用了這些能量後，會因人而異的而有不同的感覺，有些人可能是比沒用的時候更舒緩些、有些人會因此感到放鬆、有些人會因此更容易平靜，每個人都不同，甚至每個時期的你對同樣植物能量的反應，都會因為你不同了而有所不同。

　　但主角還是你的身心腦和你，其他都是你生命中的小配角。**如果你的其中一部分不願放鬆不願去睡，緊抓著焦慮的情緒不願意放手，再怎麼強大的中藥植物能量都可能還是失效**，還有可能會比沒用前更緊繃焦慮也說不一定。我遇過一個朋友，聞了這幾味的複方精油，不到 3 秒就冷汗全出，緊繃到發抖，後來發現他是一個平常就緊繃的人，精油聞了會讓你的身心想要放鬆，但腦不願意放，就會出現這種抗衡的狀況，自己和自己拉扯，遇到這狀況怎麼辦？可以多靜心冥想，減少用量，慢慢來，給身心腦一些變好的時間。

## 馮云私房推薦———
### 好鬆好好睡的植物能量

### 真正薰衣草

所有助眠方幾乎都會使用真正薰衣草，原因是它能帶給我們極大的放鬆並助眠，如同受到母愛的滋養被全然的理解與接納。

薰衣草有很多種，除了真正薰衣草外，還有穗花薰衣草、醒目薰衣草、頭狀薰衣草等等功效都有些不同，不過用來幫助睡眠的主要：真正薰衣草（要認明「真正」兩個字）。

真正薰衣草生長於高海拔的山上，野生的能量最優，也有人工栽植的，因為沒有像野生的那麼多元，所以能量稍稍遜色。除了助眠，**對於憂鬱、精神疲勞、亢奮、消沉、煩躁、經期症候群、更年期**

等等都有大幫助。

需緊急處置時，在不舒服的地方塗抹一滴這精油，疼痛就會改善，具有鎮靜、促進細胞生長效果，可鎮靜日曬後的灼熱，加速更新、代謝遲緩的暗沉肌膚。其他精油加了真正薰衣草這一味後，可出現1+1>3的協同加強的效果，除了使用真正薰衣草精油外，也可以用真正薰衣草純露來濕敷臉部，歐洲人從很久遠以前，就會飲用萃取精油時產生的純露（也稱花水）來助眠變美助眠，甚至改善疾病，已經有幾百年的歷史囉。

### 德國洋甘菊

許多人會在睡前飲用一杯德國洋甘菊花草茶，是一款很常用來**撫平緊繃神經系統，提振身體免疫力的植物能量，對於感冒也很有效**。在

日爾曼的神話故事裡，德國洋甘菊是九個神聖藥草之一，**可治療消化不良、感冒，以及心靈上的緊張不安。**

記得有一次我去南部拍片，是早上四、五點的在魚市場的通告，然後一整天東奔西跑開始頭痛，而且越來越痛，晚上回到旅館已經痛到不行了，泡了澡，喝了一杯以（整朵）德國洋甘菊為主的幾百朵洋甘菊花草茶，頭痛竟馬上緩解，我自己都嚇了一跳，很多能量真的都要在有狀況時使用才知道有多神奇。

德國洋甘菊精油有個重要成分是母菊天藍烴，所以精油會呈現美麗的湛藍色，是著名的藍色精油。主要功效是強力消炎抗過敏，藍色精油除了消炎外，也能止痛、抗皮膚過敏。同時，對婦科、消化系統，如膀胱炎或受傷引起的關節腫痛、

肌肉痠痛，在配方中加入德國洋甘菊精油，搭配按摩及熱敷，都能得到很好的療效。

另一方面心靈上的過敏，例如焦慮及內縮，轉發在皮膚上的疹子或發癢、乾燥、脫皮，也都能在德國洋甘菊上找到緩解的力量。（羅馬洋甘菊與德國洋甘菊是不同屬不同種的植物，主要功效也大不相同，羅馬洋甘菊對過敏療效較弱。）

### 甜馬鬱蘭

對於寒性體質的人，甜馬鬱蘭有提高體溫的作用，亦能使心能產生溫暖祥和感。甜馬鬱蘭能讓頭腦冷靜下來，也可解除緊繃緊張感、穩定情緒的精油，具有可緩解頭痛、肌肉痠痛、頻脈、幫助排毒、降低消化不良的不適感、對胃痙攣、便秘、月經失調、生理痛、感冒、哮

喘，身心緊繃造成的失眠都有幫助。

　　甜馬鬱蘭是很溫和（但要認明有「甜」字，野馬鬱蘭就很不一樣嘍），是款連小朋友也適用的精油，因具有擴張血管的功能，可促進血液循環，所以可消除內出血，亦可在內出血四周不會痛的部位以輕擦的方式進行按摩。

## 苦橙葉

　　苦橙葉對於因壓力大造成的憂鬱、不安、擔心、興奮、緊張等等而失眠的人很有幫助。當你情緒或感情紊亂時，苦橙葉可幫助我們巧妙控制情緒，想放鬆心情幫助睡眠可使用苦橙葉＋真正薰衣草＋德國洋甘菊調和的複方精油。

　　另外，針對油性肌膚或頭皮護理時，苦橙葉可平衡皮脂分泌，對面疱、傷口、黑斑、皺紋、頭皮有好的療癒作用。

## 桔葉

　　桔葉有強力放鬆的效果，**可讓瀕臨崩潰的情緒發生時更願意去放手**，不論是工作上或生活上遇見高壓造成極度焦慮或憂鬱而導致的失眠困擾，這時使用桔葉精油會有幫助。

　　桔葉除了在心理上有大幫助，在身體上也有強力抗痙攣、強力鎮靜的功效。對於常被情緒壓得喘不過氣的人可以常常使用桔葉精油。

## 苦橙

　　對於表面沒事，其實很壓抑的人來說，苦橙精油很擅長處理這種隱微深沉的複雜情緒，譬如有被掌控逃脫不出的的壓力、自信不夠的憂

鬱，神經緊繃焦慮等等問題，**使用苦橙精油就像遇見了暖暖小太陽一樣**，可安撫鎮靜神經系統、健胃、促進循環，抗憂鬱，讓人感到開心放鬆，幫助睡眠更好更鬆。

### 肉豆蔻

對於被快速、大量資訊疲勞轟炸到夜晚失眠，在床上還在一直想著工作睡不著的現代都市人，肉豆蔻是很有幫助的一味精油方，因為有迷幻心醉效果，所以可以讓快速運轉的思緒放鬆下來，嗅聞後能讓人立即感覺到感到歡愉、有迷醉感、能激發性慾，是著名的春藥之一。它也是著名的幫助消化的香料之一，中醫會用肉豆蔻中藥方來處理腸胃不適的問題。

### 小 提 醒

- 複方比單方更多元：以上這些植物能量，可使用新鮮盆栽的花草或乾燥的花草泡茶喝，或者用精油、純露等等，建議幾款混合一起的複方，會比單方來得多元全面完整，精油混合後至少靜置一天最好七天，讓能量更融合，氣味會有意想不到的變化唷。
- 選購精油、純露、花草茶時注意事項：要特別注意不能有任何化學合成成份的，精油有所謂的化學合成精油（萬萬不能用），如果能有有機認證最好，同時再用覺醒的身心來挑選更好，再使用Part6教大家使用的靈擺檢測就100分了。用了人工的壞能量還不如不用，因為這些不僅不能幫助睡眠，還會讓睡眠變差。

## 幫助睡眠的純精油要如何使用？

**1**｜自製睡眠精油 1ml（20 滴）比例配方建議：野生真正薰衣草 5 滴、德國洋甘菊 5 滴、甜馬鬱蘭 3 滴、桔葉 2 滴、苦橙葉 2 滴、綠苦橙 1 滴、肉豆蔻 1 滴、香桃木 1 滴。

**2**｜將百分百純精油滴 2-5 滴在擴香石中，睡覺時可放在臥室擴香，有嚴重睡眠障礙者白天也可以使用。

**3**｜將百分百純精油滴 2-5 滴在超音波香氛噴霧器中，睡時放臥室享受精油芳香分子同時加濕，我們的肌膚會隨著年紀越來越乾，如果在冷氣房或暖氣房待久，就很容易讓皮膚起皺紋。所以睡時這樣噴噴，對皮膚的保濕度有蠻大的幫助。有開冷暖氣時這個很助眠，早上起來皮膚也能維持水嫩。還有個附加好處，因為蚊子蠻不喜歡真正薰衣草，所以晚上使用蚊子也比較不會來擾人。

**4**｜泡澡前滴 3-5 滴在浴缸後泡澡（記得要打散唷）。

**5**｜自製睡眠噴霧：用 50ml 生命之水（96 度伏特加天然酒精），滴入

6-10 滴的百分百純精油的複方充分搖勻後，再加入 10ml 飲用水，噴灑在臥室空氣中或寢具上。

**6**｜感覺到自己很緊繃，壓力大甚至快崩潰時，打開瓶蓋或滴上一滴在手掌內搓熱或加在一碗熱水中，用鼻子慢慢的深呼吸嗅聞香氛三次以上，這可以讓精油微小細膩的分子直接快速的進入腦與身體中，是最快幫助我們放鬆的方法。

**7**｜日常保養：4-6 滴幫助睡眠的複方精油，混合 10ml 植物油（橄欖油或甜杏仁油或荷荷芭油……），充分混合後進行按摩、護膚、刮痧，可在泡澡後使用，塗了油之後千萬不要再洗掉，皮膚有水份時精油導入吸收更佳呦。

**8**｜或將純精油滴入精油鍊中，帶在脖子上，將繩子縮短，也可以一整夜釋放出按撫睡眠的芳香分子。

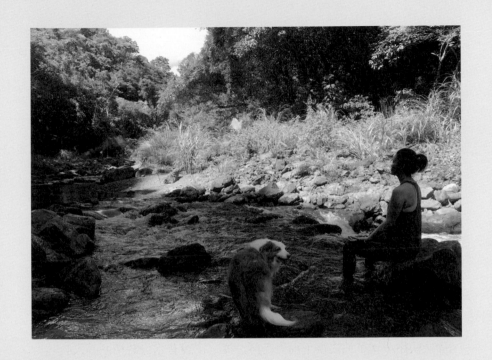

啊，終於寫到這裡……

希望到這裡，我已經有說服你一點點，青春享瘦的最強魔法，就是我想睡覺了 🖤

願意因為愛自己而開始重視睡眠的魔法，重視放鬆的力量，願意把時間花在聆聽自己、願意相信活出自己就是最美的、願意愛上外型不像明星但是很美的自己。

接下來，我們要從小宇宙往外擴展，開始來談要養好身體不可或缺的好好飲食的方法。

# PAR

# 你有多久
## 沒有「吃好」了？

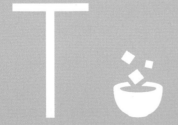

T

4

# 什麼是吃好？

我的牙周病是從吃好開始逆轉的，或者說，我的人生是從吃好開始慢慢覺醒的。

這兩年我家尤迷上打刀與野外求生，會帶我去山林小溪邊生火野炊，不算來往路程，光是忙著整理撿來的木材，鑽木取火就會花上幾個小時，然後烤肉燒水沖咖啡，忙了一個早上，兩人才能吃到一頓簡單又很不簡單的午餐，不過這樣一頓「原始飲食」總能讓我身心得到非常愉悅的高頻能量震動，同時也讓我捫心自問：那些拼命工作賺錢的努力不懈是為了什麼？

是啊，從「活著的本質」來看，一直汲汲追求的目的不就是吃好睡好過快樂的好好生活嗎？然而上次你專注和食物吃著交流著融合著，因為感受到透過食物而得到宇宙的祝福與能量是什麼時候呢？甚至上一次沒有邊吃邊和別人聊天、沒有邊吃邊看手機電視，專注在自己吃了什麼、感恩食物們對你身心的幫助是什麼時候呢？

本末倒置耽溺在拼命工作的日常生活習慣，是不是造就了你對吃進去食

物的無感呢？再加上以賺錢為首要目標的現代商業社會，我們真的已經失去好好享用一頓營養均衡好食的能力。為此，希望我們都能醒覺地為「好好愛自己，讓自己過好日子」而開始學習食物相關基礎營養知識。

老話一句：基礎知識不難，難在實踐。不過若是連基礎知識都不知道的話，更不可能在生活中實踐了。以下是我在吃好上的重點筆記，希望你也能因此越吃越好！

## 你需要的，就這麼簡單

人體有三大營養素需求—蛋白質、脂肪、醣—與乾淨充足的水，餐餐都要均衡並「慢慢的」攝取。注意！是每一餐呦！

三大營養素中，因為醣類最容易取得，所以大部分身心失衡生病都是來自於醣攝取過多。醣類中的糖，是容易上癮的，再加上醣類食物在商業社會裡實在便宜好賣又容易飽足，而且會使我們感到（短暫的）愉悅與興奮，所以**享瘦青春的飲食，就請你特別把注意力放在「每餐醣類食物降低到 20% 以下」**，但也不能因為想要瘦而把醣類食物完全減到零，因為完全不吃醣食，又會變成另一種失衡狀態。

飲食不均衡就會容易腫胖／過瘦／生病……，這些都是身體發出的警訊，是身心希望我們能夠好好吃、好好運動、好好工作、好好休息睡覺的提醒，所以若是搞不清楚自己在吃什麼，不懂食物的營養分類，就容易醣

攝取過多，其他兩項營養素攝取過低。從飲食開始變好，相較於其他，是最快見效也最容易入門。

我之前每一顆牙都在晃、被醫生宣布只能等待掉落的重度牙周病，就是從每餐把食物的比例吃正確開始自癒的，改成戒糖低升糖飲食後，從小每六個月得洗牙檢查且一定都會蛀牙的症狀也消失了，連那些怎麼刷牙都刷不掉、一定要醫生打磨才清得掉的牙垢也一併消失，而且我每天也不用任何牙膏，只用一些抗菌精油加清水刷牙。

## 只要一開始戒糖減醣，就會有巨大改變

「糖」比海洛因還容易上癮，更麻煩的是糖全世界都合法。我每次說不吃糖就會回春變瘦，很多人都回我說「我不吃糖耶」，隔天就看到他 FB 貼的下午茶是麵包和蘋果外加一杯濃濃咖啡。你可能自覺你並沒有吃糖，那實在是因為不認識糖的真面目，**不是只有糖果才是糖，無論是含人工糖的可樂汽水、蛋糕餅乾、巧克力、糖果、蜜餞果乾……這些都是糖；蜂蜜、白飯糙米、一般麵包、麵條、根莖類蔬菜如紅蘿蔔、番茄、地瓜……，還有全部的水果不管是蘋果、香蕉……，這些也都是糖。**

現在外食的肉類料理 90% 也都加了糖（因為比較好吃），很多人味覺已經常年被糖癮所麻痺，一堆加了糖的鹹食料理是吃不出來的，所以減肥飲食、要治癒身心病、要回春變好的第一步，就是學會指認出你食物中的營

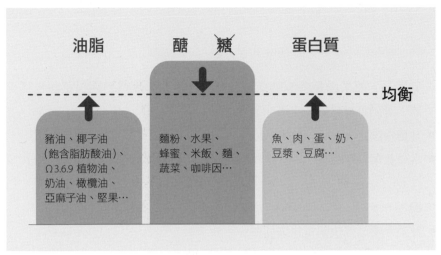

▲ 營養三元素圖

養分類，然後將糖減到 5% 以下，能完全戒斷當然更好。

## 糖和醣怎分？

在三大營養素中，特別要警覺的就是醣類中「米字旁的『糖』」。它屬於醣類的一部分，因為可讓人（快速的）感到愉悅，所以現在食物處處都是糖。

### 醣 ————
● 扣除蛋白質和油脂以外的食物都是醣類（或稱碳水化合物）。升糖速度沒那麼快的稱為慢醣，像是不甜的各種葉菜類，但根莖類蔬菜的升糖指

數都高，如果你是要減肥或是有病要痊癒的，建議初期根莖類也都戒斷，等到身材身體恢復再少量增加。

- 升糖指數比「米字旁的糖」慢。
- 常見如葉菜類蔬菜、部分根莖類蔬菜（如花椰菜）等。

### 糖 ────

- 糖是會讓你很快興奮也讓你很快疲倦。
- 升降糖指數很快很激烈，需要耗費身心能量去平衡血糖的。
- 不論是一般巧克力、糖果、蜜餞、果乾、飲料，就連白飯、米粉、薏仁、粉絲、麵條、麵包、蛋糕、餅乾、蜂蜜、酒……這些都是糖，所有水果如蘋果、香蕉、鳳梨……，還有根莖類的蔬菜如紅蘿蔔、地瓜……，這些也都是糖。
- 咖啡因和糖有類似的「高升糖」與「上癮」問題，你喝的咖啡「因」（如果有嚴重牙周病的人，也請計算在糖）一餐最多不能超過 5%。

**糖恐怖的地方就是你以為它不是糖。**吃糖會讓我們立刻感到愉悅，和毒品有一樣的功效。不過「糖」比海洛因更容易上癮、更可怕是因為「糖合法」，而且我們從小到大就聽大人說「你乖就有糖吃」，所以糖對很多人心理而言是種獎勵，因此特別需要注意。

# 只要能認出飲食中的糖，
# 享瘦回春之路就成功一半了

變 健康變緊實的飲食，就是要把垃圾食物和糖全部戒斷，然後把醣類食物降低 20% 以下，所以，光是「指認出飲食中的醣」就成功了一半，剩下只要「自律的」不受頭腦誘惑去吃糖就可以成功一半囉！

你說這麼容易！？自律的確不容易，像我這種超級鐵人自律魂，在牙周病治療期還是會有無法克制糖癮的症頭出現。為什麼呢？因為糖癮重的人不僅會出現心理戒斷反應，還可能會出現生理上的，像是頭痛焦慮憤怒盜汗便祕失眠焦慮等強烈反應，我當初在經歷糖癮戒斷反應時，甚至還會出現自己好像快生病死掉了的恐怖幻覺……，看到這裡，希望你不要因此害怕，我走過了這些路，所以陸續分享一些（對我很有效）讓你不用經歷這麼痛苦的戒糖癮方法。

## 一定要戒的快糖有哪些？

　　所有的精緻糖、麵粉以及化學添加物做的餅乾零食，包含冰淇淋、含糖飲料、各種餅乾、蛋糕、糖果等，這些都是我們生活中最常碰到也是變肥變老的主要來源，必須要完全戒斷。如果你有牙周病或常處在反覆感冒頭痛胃痛……，這些病態中，就一定要認真戒斷掉很消耗能量的精緻快糖食物。

## 要警戒的快糖有哪些？

　　白飯、麵條、麵包、水果、蜂蜜、根莖類蔬菜、酒、含咖啡因的飲料，還有像是湯圓沾花生糖粉……，這些都是糖，飆升血糖的速度快，特別注意第一口不要吃這類食物。

## 要降低但不能不吃的慢醣有哪些？

　　糙米、各種蔬菜、不甜的水果、原型五穀雜糧……。這類食物不能為了減肥就不吃，因為這些食物含有身體需要的營養，如果長期不吃身體會失衡，而肥胖早衰就是失衡的外顯身形。但**慢醣比例盡量一餐在 20% 以下**，減了醣，務必要幫自己加好油和加好蛋白質才不會餓到，長期餓身體不但

不會瘦，反而會胖唷。提醒！**戒糖了才能再加油**，一定要先戒糖，這一點很重要唷！不先減醣就加油脂、加蛋白質，那不僅會變（爆）肥，還容易生病。

## 檢查看看，你糖上癮了嗎？

請看看你有沒有以下症狀：

□ 一餐沒吃澱粉（糖、飯、水果）就會焦慮
□ 沒喝咖啡就會醒不過來
□ 餓的時候會抓狂發脾氣
□ 餓的時候有時會虛弱手抖
□ 看到糖與甜食就會忍不住一定要吃
□ 餓的時候血糖低眼前一片黑幾乎要昏倒

　以上只要其中有一項打 ✓ 就是糖上癮的症狀，表示要認真好好戒糖與面對戒糖癮的反應。

# 先檢測你現階段的飲食能力
# 在哪一階段再調整

每個人都是獨立的個體，適合我的不一定適合你；有些人已經戒糖、減醣、低升糖飲食很多年，有些人是運動健將（或運動過度），也有人還搞不清楚人體三大營養素是什麼的……，所以以下粗分三階段，先衡量一下目前自己處在哪一階段，然後再來調整飲食，不要跳級，慢慢來改變你的人生。

在哪一階段就用那一階段的方法去乖乖執行，身體適應了再進階到下一階段。假設你是個還搞不清楚自己的餐盤都是「糖＋醣」的新手，就用初階戒糖來脫脂肪，不需貪快到高階跳餐減肥，因為**你的身體還沒開始習慣餓的時候拿脂肪來燃燒**，跳餐讓身體餓，燃燒的會是肌肉而不是脂肪，那就會越減越肥，而且身心容易有壓力而生病，就不是「享」瘦，而是折磨嘍。現在，檢查看看自己的飲食力處於哪個階段。

## 初階

完全不知道飲食基礎，目前自覺還處在亂吃階段，就先從最基礎的減醣開始吧！

**初階減肥飲食方：**「盡量的」戒掉飲食中的糖，慢醣類食物降低到 20% 以下，並加各種油脂、好蛋白質，達成真正均衡飲食，還有**不要餓到**。若還沒開始運動，請從一天至少 20 分鐘開始（如果可以盡量 30 分鐘），一星期至少三天，最多六天。

## 中階

飲食已經減醣好一陣子，也開始進入戒糖初期，不過偶爾會很想吃麵包水果等糖食。

糖癮是 90% 人都會有的生理反應，有些人在這個階段不吃糖會引起頭痛疲倦失眠很想生氣焦慮等糖癮戒斷反應，這很痛苦但是正常，務必相信自己，堅持走過去就會海闊天空了。建議你可以在蛋白質、油質量「足夠」的一餐後，吃些少量甜食來解癮，重點是**正餐之後吃**，而且量只能非常少用來解饞而已；例如有兩片水果就不能有一小片蛋糕，喝有咖啡因的咖啡就不能有蛋糕甜點。這樣的量對糖上癮的人會有點難受，需要加點自律力來幫助，所以這時候也可以用低升糖麵包甜點蛋糕來幫助自己。

我從小就是甜點麵包蛋糕螞蟻魂，戒斷糖癮就是用低升糖麵包甜點蛋糕來戒的，雖然我到現在還是愛把低升糖麵包蛋糕當每天早晚餐點心，但已經沒有糖癮，看到一旁的甜點不會起心動念，因為知道吃了身體會難受。因為需要每天吃，但又不愛自己烘焙，因此創立了生活好好這個品牌，因為這樣我才能夠請專業師傅（幫我）做；因為每天都要吃，而且有著一吃到有化學添加食材就會馬上起血泡牙齦痛的敏感（銳）體質，所以不僅使用的每一種食材都經過我親身測試挑選確認，連烘焙師傅刷烤盤用的油都要求師傅不要用一般烤盤油，而是換成指定的有機椰子油。

　　**中階享瘦減肥方：**達成戒糖癮的目標，也就是看到糖食物不會產生非吃不可的欲望，同時隨著天氣變熱（秋冬冷天運動就不需要加量），慢慢每週增加運動量 10% 或次數，注意！是每一週慢慢增加，一週「最多」只能提高 10% 的時間，然後每一週逐漸增加。

## 高階

　　已無糖癮問題，也實施低升糖均衡飲食六個月以上，冬天肥了三、四公斤，希望夏天身形可以更青春美麗，那就可以視身體狀況跳餐減食物量。

　　**高階享瘦減肥方：**將每餐飲食份量「均衡」下降 70% 至 90%，如果不餓可以直接跳餐，可能一天吃兩餐就夠了，早午餐和下午餐，或者晚餐省略不吃。如果可以，**持續十六小時不食做小斷食，讓身體消化器官休息，**

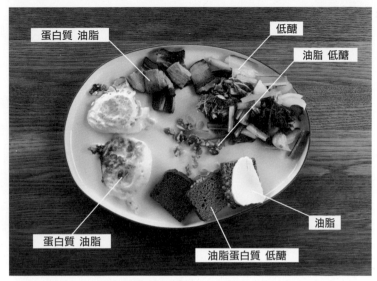

蛋白質 油脂

低醣

油脂 低醣

油脂

蛋白質 油脂

油脂蛋白質 低醣

▲ 拍一張餐盤，看清楚你的營養比例。

**啟動燃燒脂肪與淨化**。同時慢慢增加每週運動量 10%，注意是每一週慢慢增加，一週「最多」只能提高 10% 的時間，然後每週逐漸增加。

太急會壞事呦！隨時注意自己身心反應，若是不舒服起了煩躁容易暴怒會生病，就退回原來運動量。不急，人生要慢慢來才看得到風景。

## 拍一張你的餐盤照片

**學會看懂自己餐盤裡營養比例的第一步：每餐拍一張你的餐盤照片**。這很關鍵唷，不拍照你會有很多自以為是，接著寫下一餐你的糖和醣攝取，並標出占一餐的比例。

- 糖占多少？（酒類、有咖啡因的咖啡都算在這裡，最好能占 5% 以下）
- 醣占多少？（和糖一起總比例不能超過 20% 但也不能過低）

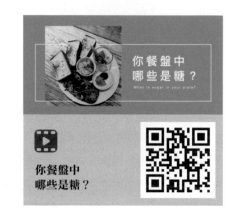

你餐盤中
哪些是糖？
What is sugar in your plate?

你餐盤中
哪些是糖？

- 好油脂占多少？
- 好蛋白質占多少？

## 比例要如何計算

　　比例可以是你覺得好的就好；食物是自己吃，甜不甜？量多少？品質好嗎？油脂夠嗎？有沒有化學添加物？這些都請盡量打開身體的覺察再來決定。不知道如何覺察的話，可以用第 221 頁的方式問問身體。

　　享瘦減肥回春，與其說是學習食物、運動和睡眠這些身體的知識與方法，不如說是學習如何全然地打開與尊重自己身體的感覺。吃什麼樣的比例最舒適？不餓也不過飽，精神情緒變好而不是想睡有負擔；這食物是美味還是發臭？是好吃有能量，還是垃圾有負擔會肥有毒？這些身體都知道，都會有反應，**放下腦，漸漸學習聆聽身心，就是我們學習享瘦回春的逆轉力。**

　　我剛開始戒糖少醣飲食時是認不太出糖的，所以吃了好幾個月「自以為」低升糖的飲食，後來很幸運經過達人指點才懂，才知道實際上與自以為的戒糖差很多。如果你還是不清楚，可以掃描上面的 QRCode 看影片說明，也歡迎到馮云的粉絲團私訊我，給我看你每天的餐盤，我很樂意的。

# 光戒糖減醣
# 是不夠的

**很** 多人戒糖瘦了一圈後就卡關,而且人變得很虛弱沒有精神或焦躁,一檢查他的飲食才發現原來是好油脂少得可憐,蛋白質(肉魚蛋奶)也沒增加,所以雖然減了糖,但其他兩大營養不夠,難怪會變得虛弱。

人腦有 60% 至 70% 是油脂,油脂不夠,身體整體運作就會卡住,可見身心超需要油脂!多吃好油脂的好處多多,不僅皮膚會變好變嫩變年輕,還不容易曬傷;是的!多吃好的植物油對防曬有幫助喔,還有困擾很多人的便便也會更順暢,不僅如此,思緒也會更清晰!

**但都是(可怕的)口號「少鹽少油」害的,不曉得有多少人因為這個口號而生病變胖變老變醜八怪**(我的經驗是,好的植物油攝取過少,人的個性也會變得刻薄討厭難相處呢)。好油脂、好蛋白質吃不夠,天然海鹽岩鹽也被戒除,這些「重要的」營養素、礦物質能量缺了,身體一年比一年更腫胖和老化當然也是剛好而已。

要享瘦回春,再製化學合成食品(=醜老胖)是千萬不能吃的,**就算是**

**天然蛋白質與油脂也要很在乎品質**。化學食養殖出來的肉品或生出來的蛋，吃起來會有腥臭味，健康的腸胃就會痛會脹氣感覺有負擔，這種食物不會讓你變美變瘦，還容易放臭屁講臭話讓人嫌惡。

油脂的能量就更要注意選擇；大火熱食只能用穩定的飽和脂肪酸，有些橄欖油可用中火（中式料理多不合適），其他好的植物油都建議冷食，至於（為了錢不顧別人健康的）商人做的化學壞餿油就千萬不能碰。

## 壞油如何辨識？

第一層過濾就是你家流理台、抽油煙機，不能用熱抹布一擦就乾淨就一定是壞油。這種油一旦吃進身體會像瀝青一樣難清，不是營養而是垃圾，而且是很難清的垃圾。

第二層過濾是用塑膠罐裝的油要避免。如果油本來就已是化學添加的壞油就一定要避免，但如果油本身來源好、萃取方式也講究，也保留了植物能量的好油，但若使用塑膠罐裝，油就會吸附塑膠罐的塑化劑。由於好的植物油能吸附我們身體裡的毒素，所以若你吃了已經吸附塑膠罐、塑化劑的油，不就等於將塑化劑吃了進去！？

以上這兩點就是「不可吃的壞油」初步淘汰標準。我因為長年來的「挑」食，所以一吃到「壞」油，就會喉嚨起痰、胃痛，相當難受。但如果你的身心還沒那麼敏銳，要用什麼標準來選好油呢？

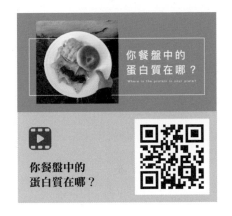

你餐盤中的蛋白質在哪？

1. 一定要採冷壓初榨，烘培過的植物種子就死掉了。

2. 能選有機認證就選用有機認證，雖然不能百分百保證但至少多一層過濾。

3. 如果找不到有機或預算有限，可選用重視品質信用的廠商。

4. 吃了之後喉嚨不會卡卡、身體感覺是舒服，胃不會難受（這一點請放在最前面考慮，不要因為是很貴很有名的牌子就認為不會有問題）。

5. 可用第 305 頁的靈擺檢測方法來看這款油對你是否有幫助。

6. 可用第 221 頁的問你身心小宇宙的方法，好壞能量都逃不過小宇宙的第三眼。

## 哪些食物是蛋白質？

　　魚肉蛋奶都屬蛋白質，外食時要特別注意，現代飲食中很多蛋白質都為了好吃的口感而加了很多糖進去，這點一定要注意。如果你是不吃蛋奶的素食者，飲食中可多些黃豆，或食用大豆蛋白做成的麵包來均衡飲食。還有一點，無論是葷食或是素食，好油一定要吃夠吃滿才能有健康美身心。關於蛋白質如有認不出來的問題請掃描本頁上方 QRCode 看影片講解。

# 餐餐都有油有肉，
# 這樣油脂還不夠？

戒糖減醣初期會出現一個迷思，就是認為炒菜有加油、肉上有肥肉這樣油脂就夠了，但其實大大不夠唷，因為能用來烹煮的是穩定的飽和脂肪酸油脂，我們一定還**要另外補充 Omega-3、Omega-6、Omega-9 這些不飽和脂肪酸油，油脂這一大項的營養才夠多元，能量才夠**。

不過我以前一直弄不懂飽和脂肪酸和 Omega-3、Omega-6、Omega-9 這些不飽和脂肪酸油，到底有什麼差別？為何不光吃穩定、不會變質的飽和脂肪酸油就好了呢？查了網路資料，大多數寫的都是有看沒懂、複雜且脫離常人生活的化學（複雜）式說法，直到幾年前有天上了精油課（是的，精油課會講到很多植物油的功效與用法），課堂上老師生活化的講解，才讓我懂了。各種動物油、椰子油、好吃的奶油……，這些都算飽和脂肪酸油。飽和脂肪酸油特性是有十個碳原子的油，所以穩定且不容易氧化，但相對地也無法和你身體內會造成氧化（＝老化）的物質牽手帶離你的身體。而 Omega-3、Omega-6、Omega-9 這些容易氧化的不飽和脂肪酸油，

它們若在還未氧化前進入人體，因為還有空著的手可以和身體內的老舊廢物牽手，所以可以把我們身體內容易氧化變老的垃圾一起帶離身體，幫助毒素排泄出去。

Omega-3 的油，表示還有 7 隻手可以帶走變老垃圾，Omega-6 還有 4 隻手，Omega-9 還有 1 隻手。部分橄欖油 Omega-9 含量高，可以用中低溫火烹調，氧化速度沒那麼快，但那些珍貴的 Omega-3、Omega-6 油就不要拿去烹調了，因為活性也高，一遇熱就（很可惜的）被氧化了。所以 Omega-3、Omega-6、Omega-9 好油一開罐，建議三個月內就趕快吃掉，去身體裡幫忙帶走廢物並供給我們營養能量。

## 學習信任你的身心需要吃什麼

我是一個能不吃西藥就不吃的現代（怪）人，是那種就算是骨折開刀也不吃止痛藥和消炎藥的人，至於抗生素（＝身體原子彈）更是能躲多遠就躲多遠，因為西藥和我個人「相信身心能自癒」的理念相反。

西醫認為，生病是身體出錯了，所以多是以「遏止」身體的生病反應做為研發藥物的目的，而天然中藥植物能量、精油或食物，這些藥方都是以對身心的信任與支持出發，是讓身心自己修復的加油員。舉例來說，當身體發炎或發燒，是因為身心狀況需要所以身體判定要用發炎或發燒來處理外來的病毒或細菌；西藥就會使用消炎退燒，中藥精油阿育吠陀這些支持

療法就是讓發炎或發燒趕快過去，有點像大禹治水，自然療法是疏通、西藥是圍堵。你說哪種方式對你身心比較好？這是個人界線內的事情，可以自己決定嘍。但我，只要能夠拒絕西藥就拒絕，因為我完全信任我的身心、我內心的宇宙超人是無所不能的。

除了西藥，我學習並覺察到植物油、精油、純露對身心的神奇療效後，不僅不塗抹任何化學添加保養品，也不再吃任何所謂「保健」膠囊藥丸，像維生素 ABCDEF，或胃酸這類合成保健食品也不再吃。一方面因為這些萃取物 98％都是化學合成物，雖然某些說是 100％ 天然保健食品藥丸；另一方面這些保健食品沒辦法像天然食品可取得有機認證，所以是不是廠商說是純天然就是純天然？膠囊應該不是天然的吧……，很多化學添加的保健食品都只是因裡面有純天然成分就號稱天然。不過還好台灣衛生食品法規很嚴格，有添加的每一配方都要寫出來，所以食用前仔細看成分，如果有一堆看不懂的化學式英文就是有化學物添加。

記得我（這個銀針身體）有次吃一款號稱天然製成的維生素 C，結果馬上嘴腫起一顆大血泡，這就是身體馬上可以告訴你這是化學保健品不適合吃的訊號，但有些化學保健品用膠囊裝起來、有些壓成小藥丸的保健食品吞下肚就難得知了。

有鑑於此，我連科學中藥粉也拒絕。吃中藥我只吃在信任的中藥舖子裡抓新鮮中藥現煮成的藥水、或是西方有機精油、純露廠製作的純露或是精油，還會食用各種品牌直到信任（當然也要通過我的靈擺與身心第三眼檢

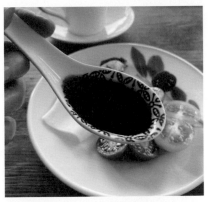

▲ 這是我每天一起床都會進補的各種植物油,有時候一湯匙,身體有狀況、嗯嗯不順的時候兩湯匙。這裡面有綠色黃金南瓜籽油、深紅色沙棘果油,還會加一些清爽的印加果油或是橄欖油。

測)的有機植物油,用各種吃的好油來保養、來抗老、來享瘦。

所以,每餐都一定要有好的植物油脂才行唷!對於減肥回春可說是最重要的飲食關鍵力了。很多人推薦 Omega-3 含量高就要吃深海魚油,不過多年來我買過各種厲害(昂貴)的深海魚油,每次都一吃就想吐到無法吃第二次(然後我就只能給狗狗們加料了),不知道是海洋被汙染太嚴重還是本身體質就是不適合。所以我推薦補充各種好油可以多選擇植物油,有好多種植物油,還有精油都帶有宇宙神力,用了才知道祂們有多溫柔強大。

食用方法可一餐混合食用 5-10cc 富含 Omega-3、Omega-6、Omega-9

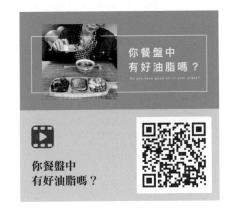

你餐盤中
有好油脂嗎?
Do you have good oil in your plate?

你餐盤中
有好油脂嗎?

的幾款植物油,一天 15-30cc 各種好的植物油(5cc 約喝湯用的陶瓷湯匙一匙),要回春享瘦一定不能缺少這些營養能量唷!如果自覺對認出好油脂沒有把握,可以掃描上面 QRCode 來看影片說明。

## 馮云私房推薦───
## 養顏美容減肥回春植物油

### 南瓜籽油

很棒的植物油之一，Omega-3 含量高，有「綠色黃金」之稱。

我以前一直以為南瓜籽油是保養男性攝護腺用油，後來才知道對男女膀胱不適、尿道發炎都有幫助，對女性生殖器官問題、小孩營養都很好，長期服用可提升免疫系統，不易感冒得肺炎，同時可強化神經傳導物質傳送，就是**常常喝這個油不僅身體會健康不卡肥，也會感到心情輕鬆愉快。**

南瓜籽油**很滋補消化道**，還可抵禦寄生蟲、促進血液循環、改善前列腺方面的問題及預防蛀牙。有機南瓜籽油的產量很有限所以價格昂貴，市面上混摻的很多，所以如果

有找到質地純的有機南瓜籽油，務必好好珍惜。

雖然容易氧化的 Omega-3 含量很高，但因為南瓜籽油富含維生素 E，所以穩定性較高，不那麼容易變質。除了可單獨食用外，也適合加在沙拉、湯或菜中，或沾低升糖麵包吃。優質的南瓜籽油味道香醇、滋味豐富、顏色深綠濃稠，具有濃郁的氣味。每次加在食物中我家尤都會（以皺眉來）抗議，問他才說，整碗湯都只喝到南瓜籽油的味道，所以後來我多以混合其他植物油一起用喝的方式來「進補」。

### 沙棘果油

每天一定要吃要塗的超級回春抗老油！第一次接觸這個植物油，是朋友送我一小瓶說對美容養顏特別好，我喝了一湯匙卻被它的味道嚇

到後退三步的再也不敢碰，哇……
好重的鐵鏽味非常嚇人。後來才知
道，朋友送的應該不是沙棘「果」
油，而是枝葉（不知道怎麼）萃取
的沙棘油，總之再也不敢碰。直到
有天，一個熟識的芳療師要我試試
「有機沙棘果油」才發現原來這油
滋味這麼甜美宜人！

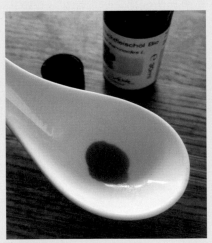

▲ 這是沙棘果油顏色，香氣四溢。

之前上下眼皮因為黃斑瘤開刀，
一點西藥都沒有用，初期用精油界
SOS 經典療傷方（真正薰衣草＋永
久花＋岩玫瑰 1:1:1），三天後的其
中一款保養方，就是每天至少用一
次沙棘果油來敷傷口幫助修復，並
以真正薰衣草＋永久花＋岩玫瑰為
主的純露花水濕敷。當初幫我開刀
的整形外科主任說六個月後痊癒但
會留下疤痕，結果還不到六個月，
我的兩個傷疤肉眼幾乎都看不見，
這都是拜神奇的植物能量所賜。

我全身最弱的牙齦，就常用沙棘
果油來按摩保養，因為香氣豐富、
氣味甜美，也常加在各種食物中增
添風味並養顏美容，是美顏回春保
養品第一名厲害的植物油。

沙棘是地球上最古老的植物之
一，歷經兩億年物種生存競爭的嚴
峻考驗，有頑強生命力。富含維生

素 C，故又稱「果蔬之王」，對皮膚有相當好的美白功效，可加強微循環、抗氧化、捕獲自由基、代謝血液中的垃圾和毒素、修復皮膚細胞、改善皮膚代謝。

沙棘果肉和沙棘籽有豐富的維生素 A、維生素 B 群、維生素 C、維生素 E、多酚類、有機酸和**稀有的 Omega-7 脂肪酸**，已被確認的成分約有 200 種，**有「維生素寶庫」美稱，沙棘被國際醫藥學家和營養學家譽為人類 21 世紀最具發展前途的醫藥保健及醫藥植物。**

沙棘果油無論保濕、護膚、抗發炎（濕疹、皮膚炎、痘痘肌膚）等，都有護膚並讓受傷的肌膚組織快速修復，也提供保護作用，對真菌黴菌也有很好的抗菌效果。

沙棘具有利肺、滋陰、壯陽、消食化積的作用，因含有豐富纖維素，因此食用沙棘油後三至五天可幫助將有毒宿便排出，從而根本上解決便秘，從內向外的清除造成各種色斑的根源。沙棘果油呈現很濃的橘紅色，除非是非常嚴重的受損肌膚，否則不建議用純的，因為會整臉紅得像關公一樣。沙棘果油是高效能油，只要幾滴和其他植物油混合用在肌膚上或內服，就有很出色的效果嘍！

### 冷壓初榨有機橄欖油

橄欖油的 Omega-9 油酸含量高、油質飽滿豐厚、氣味宜人，適合口服，具有降低血脂的作用。再加上天然冷壓所含的珍貴成分，例如橄欖多酚，有助保持血液通暢、血壓穩定。

橄欖油很普及，在台灣很容易找到有機初榨的好油。但橄欖油在攝

氏 140 度左右會變質，因此料理時只適合涼拌沙拉或中低溫烹調。

**橄欖油也可拿來護膚，延展性很好，尤其按摩時很適合拿來調和精油**。調製精油時注意挑選橄欖氣味較淡雅的品種，才不會太過影響精油香氣。橄欖油對皮膚滋養效果也不輸其他油脂，身體灼熱時，可以使用大量橄欖油塗抹在身體上 20 分鐘後洗掉，可協助降溫。

因為容易購得、價錢也較大眾化，所以適合拿來當成清潔用油，或是卸妝油、製作手工皂。橄欖油有各種等級，特級初榨（綠色）品質最優異，坊間很多按摩產品幾乎都是使用已經精製（黃色透明）的橄欖油，但特級初榨的營養能量較高，我們每個人身體只有一個，能用的量有限，所以要用要吃都要給自己找最好的囉！

### 冷壓初榨芝麻油

**排毒抗老第一名的芝麻油**，含有比例差不多的 Omega-9 與 Omega-6，以及多種抗氧化成分，油質較穩定、不易變質，相對地很適合處理老化、脆弱的皮膚和免疫、代謝問題，對抗老很有效用。印度阿育吠陀的油浴排毒就很愛用冷壓初榨芝麻油，可加強免疫系統、有益神經系統，又是傳統上重要的護膚油，溫熱後塗抹全身排毒可帶來神清氣爽的效果。

在面臨低潮和情緒起伏大時，可試試用芝麻油來淨化身心。也適合處理自體免疫系統疾病，如紅斑性狼瘡、類風濕性關節炎，以及各種皮膚問題，如乾癬、牛癬等。不**過有這些功能的是「冷壓初榨芝麻油」，萃取自新鮮未經過烘烘焙、活的種子**。台灣常見的芝麻油（即香

油）都是烘焙過、已經氧化死掉的種子（就算輕輕烘焙的也一樣），香氣四溢但排毒功效幾乎都被破壞了。

活的芝麻冷壓出來的芝麻油，香氣味道很淡，只有個植物草本香，甚至有些人聞不到祂的氣味，因為本身沒什麼氣味又很清爽，所以很適合調和精油來做護膚使用。

冷壓初榨芝麻油滲透性佳，有保濕、提高體溫的作用，有助於因體質虛寒惡化的關節炎，適合寒性體質或瘦弱、神經質類型者的油品。內用可改善便秘，因有芝麻素、芝麻酚、芝麻林素，再加上含有 $\beta$-胡蘿蔔素、維生素 E 等養分，有助於改善皺紋、黑斑、暗沉、鬆弛等各種老化問題。

### 印加果油

號稱「長在樹上的深海魚油」、「長壽果王」。口感清爽、香氣優雅，不濃稠很舒適的口感。印加果油含有維生素 E 和 A，有 Omega-3、Omega-6、Omega-9 的完美比例，符合人體全方位所需。其中 Omega-3 含量逼近 50%，是名符其實的植物腦黃金。

印加果油外用可保濕、抗老化、細緻肌膚，質地清爽好吸收，適合敏感與乾燥肌膚使用。內用口服可提高免疫力、降膽固醇、預防心血管疾病與糖尿病、降低腹部脂肪、增進智力、提振憂鬱情緒、抗發炎等效果。

### 紫蘇籽油

紫蘇籽油和亞麻籽油的成分很相似，不過紫蘇籽油相較於亞麻籽油清爽些，氣味也較清淡，兩者都可幫助我們心血管系統、脂

肪的代謝（就是可以加快減肥速度啦）以及腦細胞物質代謝（可以幫助我們變聰明反應變快）。對逐漸退化的視力也有大大幫助，能保護視覺神經細胞，防止脂肪堆積在眼球微血管中。

可惜目前我在台灣還沒找到優質的紫蘇籽油（因為價格昂貴，所以市面上大多有混摻），之前有買到日本長野山腳下小農的純紫蘇籽油，能量與修復力都很好，後來不進口給台灣只留日本本土銷售。所以如果有機會去日本旅行，可以去找找有機初榨紫蘇籽油，比台灣容易購得，是很棒的享瘦抗老回春保養油之一。

## 月見草油

月見草油可改善經前症候群，並改善從 45 歲開始至 55 歲更年期的種種不適。

外敷可修護問題肌膚，因此在歐洲常用來外敷治療異位性皮膚炎，與因乾燥或發炎導致防禦力較差的肌膚。不過月見草油香氣有點像（怪怪的）海藻氣味，這股特殊香味不喜歡的人還真的會很不願意使用，所以可以搭配其他油品一起來食用，或是僅用來護膚。

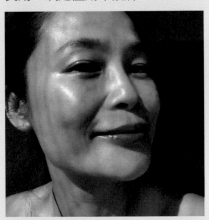

▲ 好油脂一定要吃好吃滿（但不過量），皮膚才能水噹噹有光澤，好油吃得夠，身體機能才可順暢運作瘦得美。

# 外食要如何
# 吃好的不飽和脂肪酸及好油？

多年來，馮云找到在外食如何吃好的不飽和脂肪酸及好油的私房招術，以下幾招「好好減肥加油」大家學起來喔！

## 第一招：隨身帶一小罐好油

在外旅行時可拿小罐子（要選玻璃材質）裝一罐「自己混合的植物油」隨身帶著，不習慣直接喝油就加在食物裡一起吃，可接受喝油的話，一天三次 5-15cc，過與不及都不好，所以量千萬不要過多唷。

## 第二招：帶著各式各樣堅果

堅果類也是好的 Omega-3、Omega-6、Omega-9 油脂來源。要注意購買堅果時，店家放在冰箱或冷凍櫃的才可以買，因為室溫下放久堅果很容易

氧化。同理，自己買回家也一樣要放冰箱並盡快吃完，冷凍庫保存可以幾個月但堅果裡的油脂很容易氧化，氧化後吃就變廢油而不是好油了。此外，花生也是很不錯的減肥加油零食選項，主要是選擇品質好。

## 第三招：隨身帶一些低升糖麵包或甜點

無論是自己做或是買師傅做好的低升糖麵包蛋糕甜點隨身攜帶，都是加好油的好方法。特別提醒，因為低升糖麵包蛋糕不同於一般麵包蛋糕油脂含量很多，所以和一般麵包的飽足感差距很大（就是很容易飽啦），所以吃多了一樣會發胖，務必注意食用量。

## 第四招：自煮時，炒青菜和煎蛋盡量用不同油款

一餐裡盡可能吃「各種不同種類」的好油脂，身體才能吸收各種不同營養。只要是好油，就不會給你負擔的感覺，若是你一吃嘴巴覺得油油卡卡黏黏，喉嚨會起痰不舒服，多半是加了化學添加物，或是在製作過程中就已壞掉的油，那就不要吃了，這種油只會增加身體負擔，會造成身體腫胖。椰子油是最適合高溫熱炒、擔任烹飪的好植物油，注意一定要買冷壓冷離心初榨，用溶劑或是加熱萃取的椰子油都不好已變質。至於動物油、鴨油、鵝油、雞油拿來高溫料理也合適，唯一要注意的是動物的養殖方

式，我在煮排骨湯、雞湯、煎香腸等會出油很多的料理時，會撈一部分留起來炒菜用，另外有些標明耐中熱火的橄欖油也可以拿來做中低溫料理用，以增加食物多種香氣與營養。

## 提醒：再好的東西吃多了就會變不好

油脂的熱量和營養都很濃縮，很高又好吃，因此很容易過量，所以請慢慢吃，讓身體有感受與反應的時間，不要覺得好好吃一不小心就吃過量了呦。

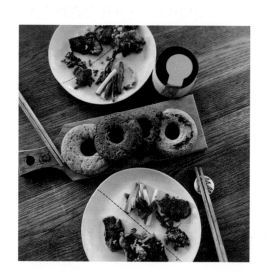

◀ 美味又低升糖不胖的一餐，能多樣
食材，顏色豐富是最好的。中間長
得像貝果的不是一般貝果，也不是
一般低升糖麵包，是無糖無麵粉也
無蛋無奶的全植物低升糖麵包，全
素食者吃戒糖低升糖飲食，會比一
般全食者更不容易，但是還是可以
達到的呦，加油！

## 馮云私房推薦——
### 低升糖麵包蛋糕甜點可用原料

　　低升糖烘焙麵包蛋糕甜點，不用麵粉不用糖那用什麼做的呢？

　　主要是用馬卡龍杏仁粉、黃金亞麻籽粉加上車前洋子粉來製作，或是高含量的可可脂做成的巧克力口味低升糖甜點，這些食材油脂含量高，材料也需全程冷凍保存，再加上使用有機椰子油，吃的時候可以加上手工奶油或是好的花生醬，這樣就是好吃又方便的多加好油方法。

### 馬卡龍杏仁粉

　　做馬卡龍的杏仁粉和一般不同之處，在於經過嚴密、繁複的四十道工序，才能將杏仁從杏子裡分離出來。杏仁本身富含豐富維生素 E，是其他堅果類的十倍以上，同時也是堅果類蛋白質含量最高者。不含膽固醇，具有豐富的膳食纖維，屬於營養學家推薦的地中海飲食中常見的主要食材。

### 黃金亞麻籽

　　黃金亞麻籽產量較少，但口感比一般亞麻籽更好，不僅有油脂也有大量膳食纖維，每十公克約有 2.5公克膳食纖維，使用低溫研磨可保留種子活性。亞麻籽含有豐富的Omega-3 必需脂肪酸，一湯匙亞麻籽含 33800 毫克 Omega-3 脂肪酸，相當於魚肝油的十倍，因此有「素食魚油」之稱。

### 洋車前子

　　主產於印度，含有豐富膳食纖維，纖維含量高達 87％。

洋車前子殼原料具有強大吸水性，富含膳食纖維可促進腸道蠕動，增加飽足感，使糞便較柔軟而易於排出，故洋車前子在印度被用來治療便秘，歐洲各國藥局則載明它對於便秘、細菌性下痢或腸黏膜炎等症狀具有緩瀉劑及吸附劑的效用。

### 可可脂

天然可可粉是從天然可可豆中提取、精製而成的棕褐色粉末，略帶苦味，香味濃郁，含有蛋白質、多種氨基酸、高熱量脂肪、銅、鐵、錳、鋅、磷、鉀、維生素 A、維生素 D、維生素 E、維生素 B1、維生素 B2、維生素 B6 及具有多種生物活性功能的生物鹼。天然可可粉具有促進腸胃蠕動、幫助腸胃消化的功能，同時容易吸收腸道

內多餘水分，使糞便軟化，有助排便的功效。

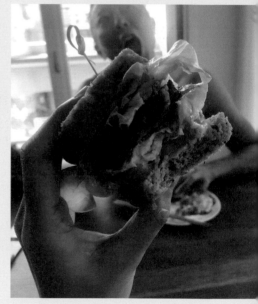

▲ 戒糖低升糖飲食吃好吃滿（但不過量），才是回春變美變瘦變健康的秘訣。這個三明治的麵包就是無糖無麵粉的低升糖麵包吐司，你可以自己做一批冷凍起來，要吃的時候再拿出來解凍就可食，很方便。

# 千萬別用
# 餓來瘦身

**常**看見有人餐盤少得可憐，我就想，這樣不會餓嗎？一問之下才知道是為了減肥，所以一直處於飢餓狀態。ㄜ……**餓自己不會有真瘦啦，就像強求來的愛情不會是真愛一樣。**

很多人減肥時最容易犯的錯誤就是「讓自己餓」，會餓到是因為外食90％是糖，一不吃糖，新手不知道如何找到好的蛋白質和好的油脂食物，所以就會餓到。

餓自己是「虐殺自己」的行為；雖然可能短暫體重下降，但一多吃就會復胖，還可能比原來更胖，若是一直吃很少，長期下來也會因為營養不良而傷害健康，真的很危險。千萬不要這樣虐待身體啦！即使這樣瘦下來，也是不會美美的，像難民飢荒匱乏的瘦，不是大家想要的樣貌吧？再者，餓肚子其實不會瘦反而會胖唷，再也不要用身體受虐的方式來減肥好嗎？只有少醣飲食、蛋白質油脂都吃夠的均衡飲食才是瘦身王道！

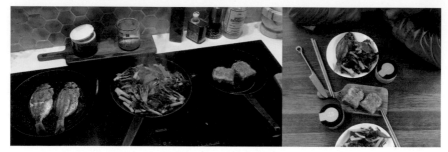

▲ 這是某天我家做早餐吃早餐的紀實照片，一次開三爐是馮主廚的風格。至於我家尤在餐桌演出的是，不耐煩等我拍照的表情。我很喜歡拍我的早餐桌，可以看出自己吃了什麼，比例對不對。這是一餐營養豐富的秋冬早餐，夏天熱起來早餐量也會大量降低。各種新鮮好食材要輪流吃才能均衡，輪流是重點呦！中間吐司麵包是低升糖無糖無麵粉的，旁邊兩罐是原味與海鹽花生醬，一會兒準備塗上吐司一起來享食。

## 各種肉類油脂輪流吃才會瘦

盡量多吃不同的油脂、蛋白質、醣類、各式各樣新鮮大葉蔬菜也盡量要餐餐攝取，才能健康才能真正瘦下來而不容易復胖。

## 吃多少才是我的減肥餐？

「你餓不餓？」這就是你減肥餐的份量指標；餓了就表示營養不夠，要給營養，不餓才可以不吃或少吃。春天是最好的減肥天，這是因為天氣慢慢轉熱，身體自然而然不會太餓，身體不餓才可以不吃，這樣才會瘦得健康美麗。用餓來瘦的樣貌不僅不好看之外，也會讓情緒變差。至於用餐時間也可以微微調整：晚餐早一點吃，和下一頓早餐間隔 15 小時以上，身體就會拿脂肪出來燃燒，這樣就自然輕鬆減肥囉！

# 外食族要怎麼
# 吃到營養均衡的減肥餐？

現代都市人真的很少能餐餐都在家料理，所以我們來聊聊能越吃越瘦的外食餐廳要怎麼選。

## 火鍋是最容易低升糖的外食選擇

可多選擇吃肥一點的肉類或是蛋白質、大葉蔬菜，捨去麵飯主餐類，根莖類蔬菜要注意總量在 20% 以下。

## 中式、西式、日式餐廳都可以吃到低升糖

中式餐廳可單點肉類或是蛋類的料理不吃麵飯，如果點肥肉料理是最好的，因為也兼具了好油脂。

西餐廳可點油花較多的排餐和沙拉。90% 沙拉醬都加了糖或蜂蜜，選油

醋醬比較沒糖，或淋上自己帶的油加點鹽也不錯；根莖類和青菜都屬於醣類要注意比例在 20% 以下。很多西餐廳用橄欖油作中低溫料理以及很多烤箱烤物，所以只要能忍住不吃麵包，或向店家多要一些橄欖油把麵包泡成油麵包，就可以吃到蛋白質、油質足夠的一餐。

日式餐廳選擇燒烤再點個沙拉，也很容易可以吃到少醣又均衡的一餐，若是挑選一家重視食材的餐廳，就可以吃到很多新鮮海鮮。

## 問清楚是用什麼油

「我對沙拉油過敏」通常我首次去一家餐廳，會問一下料理用油是什麼，都用這句開場，因為不用去解釋沙拉油化學添加種種問題（如果說油用的不好大部分店家會生氣）。如果餐廳是用沙拉油，可以問問店家有沒有豬油、牛油、雞油、鵝油可來烹調，少數店家會用棕櫚油、玄米油也可以，西式餐廳很多用可烹調橄欖油也 OK，因為壞油會造成阻塞，會像瀝青一樣卡在身體內，這也是瘦不下來的原因之一，所以能避開就要避開。

## 用身心來感受

除了料理方式外，要注意餐廳食材是不是OK，這個就需要用身心來感受。食物本身（而不是調味料）吃起來的滋味如何？有沒有層次？是甜美的還是

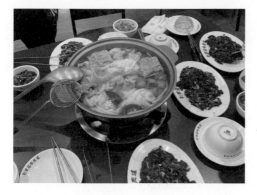

◀ 只要學會看懂三大營養元素，外食餐廳也很容易吃到低升糖瘦身不胖變美飲食，火鍋是首選，只要食材好可以吃到元氣滿分的一餐。

臭的？喉嚨會不會癢癢的（這樣多半有化學添加物）？

## 外食族如何幫減肥加加油

1. 選擇肥一點的肉類料理。
2. 喝雞湯連皮一起吃。
3. 自己帶油去，給願意幫你換油料理的餐廳料理，然後請老闆多放一些油。
4. 帶著小罐油（橄欖油＋沙棘油＋南瓜籽油……用前面提到的好油自己調一罐），自己加油在已經料理好的餐點或沙拉上，吃火鍋可以加在沾醬上。
5. 帶著油脂比例高的低升糖麵包甜點，替換掉一般主食和甜點。
   一旦你的油脂、蛋白質攝取量夠了就不會再想吃糖，但也須注意不要過量，夏天吃六、七分飽就好。

## 體重真的不太重要，身形健康比較重要

你常常站上家用體脂機吧？但上面顯示的數據做個參考就好，因為我們

若是增加了肌肉（譬如重訓量較多）體重不減反而會變重，所以一切還是以身形有沒有越變越緊實好看為主（這才是我們真正目標）。

是啊，有個很有名的例子是（以前的）連勝文和林書豪體重一樣，但身材卻天差地別。所以，體重真的不太重要，身形健康才是重要。只要戒糖低升糖飲食做確實了，很容易讓原本肥胖者很有感，但真正精實美還是要靠運動喔！

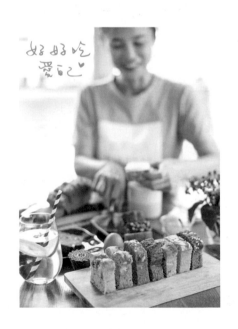

◀ 用真心愛自己的方式來好好吃慢慢吃，絕對是享瘦回春是最大逆轉力。明白吃進去的對身心來說是營養有能量嗎？還是因為你的糖癮又吃了垃圾與負擔給身心？這些感受都需要給身體 20 分鐘才能反應得出來。所以有覺察的愛自己，慢慢吃。

# 吃得再好再均衡，
# 腸胃消化吸收不好也是白吃

不記得我的胃從什麼時候開始變得不好；可能是二十多歲時，那個「以為拼命工作我才能存活下來」時期開始的吧！那個為了追求「一定會失去的」的外在成功，每天緊張兮兮、戰戰兢兢地工作，擔心一鬆懈下來就會失去工作的年輕女導演，然後伴隨著亂吃／不吃／吃太多……的症頭；那時滿腦子就是我要功成名就，哪能把什麼消化系統放在眼裡，記得那時候還（很過分）的唸過助理說拍片吃飯吃太慢了……真是抱歉啊！

**沒怎麼咀嚼就囫圇吞棗下去的食物，胃因為因此緊繃覺得有危險而無法好好消化，然後無法處理的食物殘渣都進到腸子去，除了一肚子它挑不太出來可以吸收的營養外，那些沒消化的食物也同時產生腐爛的毒素。**所以腸胃不好，吃再好也很難享瘦回春之逆轉力。

然而這樣的日子，日復一日，我過了二十多年，不僅排便不順、有時軟爛有時便秘了多年，一吃飯胃就脹氣會痛卡卡硬硬的，好笑的是，我一直

以為這是正常的，甚至笨到以為消化吸收不好就不會變胖，從不知消化系統好才能消腫變窈窕。

口腔腸胃每天無日無夜的哀嚎慘叫，儘管它呈現出肥胖／疲倦／易怒／脹氣／口臭／痔瘡／蛀牙等等狀況我都不以為意，直到我終於「幸運地」得了重度牙周病，牙齒全部搖晃快要掉光時，我才驚醒過來。

什麼？得牙周病是幸運？

對啊，比起胃癌、大腸癌……才得牙周病我就醒過來了，這不是非常幸運嗎。

在開始用戒糖低升糖飲食治療自己的牙周病過程中，初期我試著吃了一陣子的胃酸營養補充品，剛吃的時候覺得有些幫助，開始有了吃完飯，胃不漲氣、不卡不硬舒適的感覺，後來開始對化學煉製膠囊裝的胃酸營養補充品產生了不太想吃的想法。

接下來，消化系統漸漸的在中醫中藥、精油、充足睡眠、適度運動中慢慢往痊癒方向前進，不過壞了二十多年的消化系統，說只用兩、三年就能全部恢復是騙人的，所以現在吃到一些有化學添加的食物，譬如沙拉油或化學合成醬油，就會立即脹氣腹痛、肚子變很大很痛。還好這幾年努力學精油芳療，每次遇到這種狀況，我就用一些幫助消化的精油方來按摩肚子和胃經，有很好的效果。

能幫助消化的植物很多是香料，像黑胡椒、秘魯胡椒、甜茴香、薑、葡萄柚、豆蔻、月桂、肉桂……，這些幫助消化的植物還能促進脂肪代謝、

降低食慾、消除水腫以及橘皮組織的專長，所以這些精油方很多可以用來減肥、排水腫、促進循環，具有讓你更想動起來的植物能量。

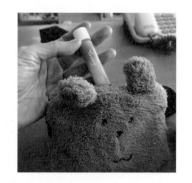

所以非常建議隨身帶一小罐用植物油稀釋調製、可幫助消化的精油，來幫助你的腸胃快快消化，動起來，排出去！

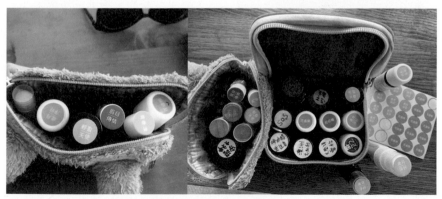

▲ 長久以來的被我折磨的消化能力常會鬧脾氣，同時因為精油幫助消化很給力，所以帶著各種精油隨身已成習慣，裡面一定少不了幫助消化精油。

## 馮云私房推薦──
## 幫助消化促進脂肪代謝
## 好用精油

　　以下推薦幾款好用又容易買到的精油單方，可幫助消化、促進脂肪代謝、降低食慾、消除水腫橘皮組織、減肥、促進循環、動起來等效果，常常用必可大增你的青春逆轉力！

### 葡萄柚

　　能幫助**分解脂肪、擴張血管、促進循環、促進脂肪代謝、降低食慾、消除水腫橘皮組織、減肥、促進循環、動起來**，是促進淋巴液流動功效極佳的「減肥」精油聖品。葡萄柚精油還能抗憂鬱產生幸福感，對於旅行造成的疲累感與情緒低落，都能促進腦內啡讓我們感到快樂，並讓浮腫的雙腿變輕盈。

　　與馬鞭草酮迷迭香、杜松精油調和使用，可強化分解脂肪功效；和天竺葵、杜松精油調和使用，可進行塑身按摩，去除橘皮組織。

　　葡萄柚精油有去除黑斑、暗沉的美白功效，但特別注意葡萄柚精油有光敏性，塗抹於肌膚後六小時內應避免陽光直接照射。

### 薑

　　薑是愛吃冷食冷飲的現代人非常需要的一款植物能量，薑精油是薑植物精華的濃縮，**用植物油稀釋後，少量塗抹在腹部就可幫助消化、在肌膚其他部位可促進血液循環、提高體溫、發汗、排毒、鎮靜、止咳、抗發炎、抗菌等效果**，在印度阿育吠陀療法中，很常使用薑來排毒。

　　當食欲不振、消化不良、腸脹氣、便秘等消化系統問題時很適

用，在身心疲憊、感覺寒冷、或是想變積極，提高行動力時，薑精油也能給我們很好幫助。

薑還具有強化其他藥用植物的功效，可搭配迷迭香、豆蔻、胡椒薄荷、波旁天竺葵等進行腹部按摩有立即幫助，和杜松、葡萄柚、甜茴香、山雞椒、大西洋雪松等精油調和對去水腫消脂肪有很好的效果並能增加活力，對於手腳及內臟寒冷也能改善。

特別注意：懷孕、敏感性肌膚可能不適用，與其他精油調和時以較少滴數就可，不宜過量。

## 大西洋雪松

推動淋巴系統滯留並消水腫，是美體塑身的明星精油之一。

**能排除身體不需要的垃圾與毒素具有高效能，並有分解脂肪的作**用，對膀胱炎、浮腫、支氣管炎、腿部疲勞、靜脈曲張、橘皮組織、瘦身都有很棒的功效，能促進淋巴系統和靜脈等體液循環。

雪松強勁的木質香氣讓人在逆境中依然能沉著面臨巨大打擊而重新振作，化解糾結的情緒。還可抑制頭髮與皮膚上細菌與寄生蟲的繁衍，成為保養油性肌膚與頭皮不可或缺的一員（狗狗洗完澡後用大西洋雪松純露噴超適合）。

可與杜松、絲柏、葡萄柚一起調和植物油（3% 以下）來做身體按摩幫助瘦身極佳。

特別注意：懷孕、哺乳期、嬰幼兒避免使用。

## 甜茴香

自古以來人類就知道甜茴香是對腸胃很好的植物，所以常在飯後拿

來咀嚼，讓腹脹滿盈的胃輕鬆起來，還能潤腸通便，也是絕佳的利尿劑。甜茴香精油可增加身體中雌激素活性，適合用在經前症候群、經痛、月經不順、更年期等各種雌激素失衡的女性問題上，還可幫助產後媽媽發奶、也是新生兒腸絞痛必備用油，**使用含有茴香的按摩油按摩腹部後，腸胃脹氣、絞痛症狀會明顯緩解。**

### 杜松

杜松精油可促進身體循環、幫助消化、淨化血液、利尿、強健神經、抗菌、抗病毒，**經常用於身心排毒、瘦身及改善浮腫、代謝老廢物質。**嗅聞能增加耐心，並讓心安定，聽說還有抗阿飄強八字的功效。

特別注意：杜松精油利尿效果強，嚴重腎臟病患者要留意劑量，懷孕、哺乳期、腎臟疾病、敏感性肌膚要小心使用。

### 絲柏

**最擅長處理靜脈循環問題，**可促進體液循環、抗痙攣、抗菌、抗病毒、調整荷爾蒙分泌、利尿、強化靜脈、強健神經、收斂。可改善痔瘡、靜脈曲張、淋巴代謝功能差導致的水腫等循環問題，收斂體液、消炎，也可處理慢性呼吸道疾病、緩解呼吸道過敏、改善風濕症，也可改善女性經期與更年期症狀、情緒低落等症狀。

在心理方面可給予支持、穩定心緒、改善更年期造成的不適。與天竺葵、葡萄柚等精油調和使用，可有效消除浮腫、提高排毒作用。

特別注意：絲柏精油可調整經期問題，懷孕、哺乳期避免。

## 波旁天竺葵

**是一款對女性來說幾乎是無所不能的強大精油**，有次上精油課，聞著聞著我竟不自覺就淚流滿面了……在此之前祂就一直是我個人最喜歡的精油前三名，有著類似玫瑰的香氣但又沒有那麼華麗，而且價錢只有玫瑰精油的二十分之一不到。

**可促進體液循環、強化肝臟、利尿，收斂、抗菌、抗真菌、抗病毒、抗發炎、鎮靜、促進細胞生長、調節壓力荷爾蒙，可處理經前症候群、月經失調、更年期症狀、浮腫、靜脈曲張、瘦身、帶狀泡疹、唇泡疹、疲勞、感冒，預防及處理痔瘡，消除陰道乾澀感，亦能平撫焦慮情緒，讓人恢復內心的柔軟歡樂與安定**，並對皮膚具有收斂及促進細胞生長作用，故想拉提、改善暗沉時，可和玫瑰、橙花、薰衣草、乳香等精油調和來按摩肌膚。

**特別注意：懷孕、哺乳期間不適用。**

## 山雞椒

山雞椒就是台灣泰雅族經常食用的香料「馬告」（Makauy），馬告長得有點像胡椒，很適合碾碎拿來煮雞湯，清新爽口的香氣搭配肉類料理，能幫助消化、解油膩。

山雞椒精油**對於消化系統的作用很棒，可以溫暖腸胃，在寒冷季節塗抹在腰腹區，可安撫空腹與寒冷造成的疼痛感，也可消解飯後脹氣。具祛寒、理氣、止痛等功效，常用於預防及治療感冒與腸胃寒痛，可以激勵神經系統卻不會影響睡眠。**

**特別注意：高劑量可能會刺激皮膚，建議敏感脆弱膚質或嬰幼兒肌膚，使用劑量須在 1% 以內。**

### 豆蔻

豆蔻是薑科，溫和且安全。可健胃、除口臭、抗黏膜發炎、化痰，也可幫助思緒敏捷、溝通無礙，**常使用豆蔻精油不僅腸胃吸收消化會變好，腦子也會轉得快、口才會變好呦。**

在印度阿育吠陀療法中，豆蔻是用來點燃消化之火的植物，可去除胃中過多水氣，有助消化食物，能幫助身體將養分提供到身體各器官。所以任何消化不良、腸胃脹氣都可使用豆蔻精油，尤其**腸胃型感冒引起的腹瀉更是祂處理的強項**，有加強療效的功能，所以在任何精油配方裡添加一點豆蔻精油，都會有意想不到的獨特香氣及療效。

### 月桂

更年期女性很合適月桂精油，可以溫和又優雅地推妳一把，具有回春的能量。能加速新陳代謝，驅除老舊腐朽的能量，**很適合處理停滯的枯竭狀態，無論是身體機能上的退化或是心靈上的早衰現象，甚至**是無法適應更年期的人，長期使用都能看到令人振奮的回春效果。

可處理淋巴阻塞與循環問題，長期使用能化解淋巴腫脹，有很好的消炎止痛功效。

### 桉油醇迷迭香

迷迭香有很溫柔與強大的轉化能量，可增強記憶及神經系統，幫助提升免疫、預防傳染病、抗黴菌，對於超級細菌（抗藥性強的細菌統稱）具有強效抑制力，是常出入醫院、疫區、是第三世界國家者的必備精油。

桉油醇迷迭香很溫和，適合使

用在嬰幼兒身上，**不僅是呼吸系統問題的常用油，對於消化與轉化也有很大的幫助。消化不良時用桉油醇迷迭香加植物油稀釋後來按摩肚子，具有強大又溫和提**振感，塗上去 1-2 分鐘肚子脹痛就會緩解。用植物油 10ml 加上 1-2 滴幫自己或小朋友全身按摩，抗超級細菌又幫助消化，可安穩神經系統，在舒適安穩狀態下緩解症狀。

### 100% 精油使用方法與注意事項

1. 不可以使用 100% 純精油方式在皮膚上大面積使用。

2. 大面積使用在皮膚上，務必要與橄欖油、甜杏仁油、荷荷巴油、冷壓芝麻油等適合塗抹在肌膚上的植物油稀釋調和後才可使用。

3. 使用在身體上，濃度要在 3% 以下（10ml 6 滴以下），臉部更脆弱只能 1-2%（10ml 2-4 滴以下），老人與小孩濃度建議要再減量二分之一才安全。

4. 腸胃不適時使用，在手心滴數滴幫助消化的調和油，順時鐘（這是排便方向，不可逆時鐘因為會把宿便按摩回去要注意）按摩不舒服的地方，很快就會緩解，如果還是脹痛，可以視情況加滴一滴純精油來加強療效。

5. 減肥、排水腫、脫脂肪：全身塗抹，一天不限次數，在泡澡後功效會更好，趁毛孔張開身體熱熱時最有效，如果能加上刮痧板效果會更好。

6. 提振情緒、加強腦反應力：純精油可以一滴滴在手掌上雙手慢慢搓開來，在鼻子前深十公分用呼吸方式嗅聞香氛，用嗅聞的方式，香氣直接進入腦中，可迅速幫助腦部放鬆、緩解或轉化或激勵情緒，效果卓越。也可使用精油鏈佩戴在身上隨時享受香氛，也可使用水氧機、加熱擴香石等在空間中擴散芳香分子。

7. 藉由嗅聞方式使用植物能量，會比皮膚吸收達到 9 倍之好，因為精油微小細膩分子可立即經由鼻腔進入腦與血管，給予身心支持。特別注意，因為嗅聞效果很強，所使用的精油一定要確定來源，不可以是人工合成精油，人工香氛對身心腦部的傷害都很大，對小孩老人或寵物的傷害更大，不可不慎。

# 十分鐘就做好的
# 完美減脂早餐

睡飽最重要，但上班不能遲到，又要一早去運動，是不是可以有十分鐘就能料理好一頓兼顧健康、營養均衡、瘦身又可以撐到中午不會餓的早餐？以下介紹幾種方式給你參考。

## 年菜型早餐

前一晚先燉好一大鍋排骨湯、牛肉湯、雞湯、滷味、醉雞……，就是年夜飯會上桌、以蛋白質（就是肉類）為主的年菜。特色是可放在冰箱好幾天，加熱不會影響風味，有些甚至越放越好吃的那種菜，都很適合當成早餐主菜。

分裝好一餐的蛋白質主菜份量，另外洗好切好一份青菜，加很小一片水果，放在冰箱，其他隔幾天或下週要吃的可以先冷凍。

一早起來，敏捷優雅的拿出這兩樣加熱，一兩片新鮮水果或生菜拿出冰箱回室溫，如果主菜油脂的份量與種類不夠，可以再加一點橄欖油或南瓜籽油

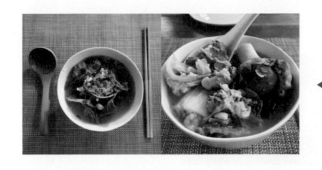

◀ 一碗熱呼呼的大骨湯，或
魚湯，或雞湯，加點青
菜，是秋冬最好最滋補的
10 分鐘就能做好的超級減
肥回春力早餐了！

或亞麻籽油等好油，增加香氣與食用層次感，一份好吃又營養均衡、會瘦又
不會餓的早餐上桌。這樣的早餐一直到中午都不會感到餓，秘訣就是蛋白質
油脂體積小、能量高，兩種至少要吃到總量 80% 或以上。

## 低升糖麵包之法國吐司早餐

自從發現世界上有低升糖麵包蛋糕甜點後，我每頓早餐都會有塊讓我吃
完很開心又不會擔心升醣變胖的幸福低升糖不胖好吃麵包，有時下午會開
多了，能量不夠時來塊不擔心變胖低升糖甜點，生活突然就會明亮幸福起
來了！特別推薦以下四種低升糖麵包的早餐樣式。

### 1. 法式低升糖麵包＋椰子油炒青菜＋奶油蛋。

前一晚先將低升糖麵包切好浸泡入加了豆漿或鮮奶油的打散蛋液中（也
可只用蛋液，當天泡也可以）。一早開爐子熱鍋加入椰子油，煎低升糖法
式吐司，一個人一餐吃一到兩片就很夠，因為油脂和蛋白質含量高，到中
午都不會餓。除了裹蛋的低升糖法式吐司外，一定還要加上新鮮食材才會
比較均衡，可能少許生菜或小番茄或一片芭樂都可以。

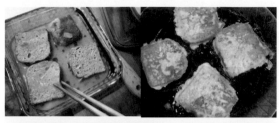

◀ 前一晚先浸泡在蛋液中，隔天一早起來煎 2 分鐘就能變熱呼呼低升糖營養早餐。

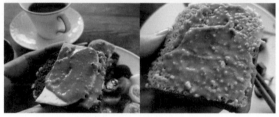

◀ 睡晚了或是一早要去運動，我們最常吃的就是花生醬加上手工奶油與低升糖麵包，是一頓到中午都不會餓的簡單早餐好食。

2. **一片低升糖麵包（厚約 1.2-1.5 公分）加上一層厚厚奶油或花生醬，再加一份生菜沙拉（或水煮青菜）、一小片不那麼甜的水果。**

　　生菜沙拉、青菜還有小水果，前一晚要處理成一早就可以上菜或下鍋的狀態，才來得及 10 分鐘準備好。

3. **兩片低升糖麵包（厚約 1.2-1.5 公分）、電鍋水波蛋一個、一份油醋醬生菜沙拉（或炒青菜）。**

　　電鍋水波蛋煮法，拿一片廚房紙巾沾溼放在電鍋最底層（不用內鍋），室溫蛋（如果是冰箱拿出來的蛋要先泡溫水回溫再放電鍋，不然蛋殼會不好撥開）直接放在沾溼的廚房紙巾上，大約 3-5 分鐘電鍋跳起、冷水沖涼即可上菜。

青菜沙拉水果先備好放冰箱，一早起來放室溫回溫，**不論何時都不要吃冰的，冰會耗損身心能量。**

4. **無糖無麵粉高油脂高蛋白質低升糖麵包夾入培根、生菜、雞蛋、番茄片、起士片。**

低升糖三明治早餐小小一個，也是本人超級推薦十分鐘快樂又營養的不胖早餐。

以上四種低升糖麵包的早餐樣式，都是前一天準備好食材就可以在十分鐘內做好早餐，這樣比你去要排隊的早餐店跟阿姨買早餐還要省時，既可減肥又可健康回春，少生病交錢給醫院，絕對是十分划算的投資。

想進一步了解如何十分鐘做出營養均衡減肥早餐嗎？掃描 QRCode 就可看馮云廚娘示範的影片唷。

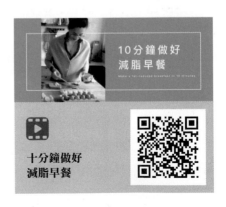

# 不只十分鐘，
# 但有滿滿愛的完美減脂早餐

　　一天三餐中，早餐要吃得最營養份量也最多，中餐次之八分飽，晚餐只吃少少因為要休息了，常常就兩個煎蛋或一碗雞湯或一片低升糖吐司夾奶油，若是不餓就乾脆不吃。所以在我看來，每天花一小時為自己和所愛的人準備早餐、吃早餐、喝咖啡，是人生最划算的投資！

　　因為早餐是把營養吃好的基礎，營養是身心好的基礎，營養均衡了，身心八成就好了；身心好了，其他的事情就開始好。

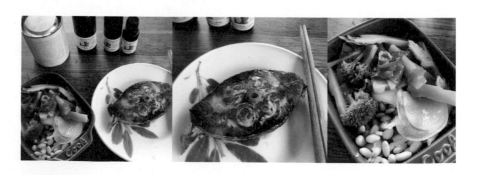

以這頓早餐為例：

重點一，早餐要均衡，關鍵重點在不飽合脂肪酸有加就能均衡。

重點二，沒那麼喜歡單喝油，所以可通通加到燙青菜裡，最後湯汁也會喝掉。

重點三，我家尤非常喜歡的肥美土魠魚。要把土魠魚煎的酥酥香香的秘訣，就是好油一定要很夠。以前因為怕油，以為要少油才健康，現在懂了要多吃油才會青春健康！

煎魚不失敗步驟，先把空鍋子燒熱，然後倒入很多可耐大火高溫的好油，要多少油？我用 12 公分圓形鑄鐵平底鍋，大約會倒入 0.2-0.5 公分高的好油，熱鍋冷油放魚後先大火 30 秒上色後，轉中火慢煎幾分鐘後翻面（但不要一直翻來翻去），等煎好後再翻一次面就可以拿盤上菜了。用很多好油來「乾」煎的失敗率超低，不論是煎蛋還是難煎的豆皮，都可以變得好吃又容易！

## 變化出你專屬的愛的早餐

早餐可以千變萬化，像我自己很愛早餐喝湯，一方面是單純喜愛，一方面為了健康瘦。夏天喝湯會微微汗，**微微出汗＝排毒＝瘦身**；冬天喝湯身體會暖和，身體一暖和，新陳代謝就會加快，**新陳代謝好＝排毒＝瘦身**。吃素的朋友可以多泡澡，一樣可以微微出汗、加速新陳代謝來排毒。

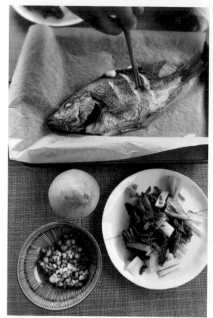
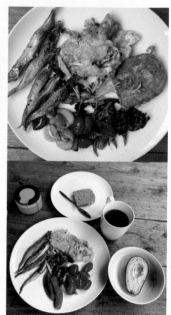

▲ 假日可以為自己和所愛的人做一頓豐富好吃又營養均衡不胖的早餐：
有魚有肉有蛋，還有各種顏色的蔬果和油脂，食物組合對了，不僅是
視覺味覺上的饗宴，因為帶著愛，所以一定好吃回春的啊！

　　熬透了的大骨頭湯有很多好油、很多天然礦物質，每次身體虛感覺快要
感冒、病毒要攻占我的身體時，來碗雞湯、排骨湯就立刻元氣上升，擊退
病毒來襲！基於以上種種，所以我每週都會至少喝兩鍋不同的大骨湯來養
身健體維持體態。

　　想要早上喝湯，必須晚上先熬好，早上 15 分鐘就能煮好早餐，十分方
便！最方便的大骨湯熬法是這樣：各式帶骨肉類（要選好的肉類品質很重
要）雞豬牛羊魚等等都可以，連骨頭一起煮，加酒或醋一匙。一般鍋煮 3
小時、壓力鍋 30 鐘左右，加入紅白蘿蔔或香菇等一起燉煮。

# 旅行時，
# 如何吃低升糖美食又不胖

旅行因為環境、氣候、舟車勞頓等因素，身體要處理的變動性更多更快，所以耗費的能量也更大，這也是為何很多人在旅行中會便秘、水腫、變胖、疲倦、失眠……，本來不見得會發作的過敏症狀又出現的原因。

已經這麼多變因了，旅行中要如何維持吃好睡好呢？還記得「減肥回春逆轉力」的飲食原則嗎？**吃好 80%＋運動好 20%×睡眠好**，旅行中還是帶著這樣的生活習慣。對身體來說是最輕鬆的。

以下分享如何在旅行中享受美食、美酒的同時還能不胖的幾個秘訣，幫助大家在旅行舟車勞頓調時差時，也都能和在家時愛自己，一樣春春美好不胖不水腫玩得爽。

## 守住「低升糖飲食」防線，快糖類降低到 5% 以下

旅行時，因為環境時差、氣候變化很快，我們身體必須即時調節反應，

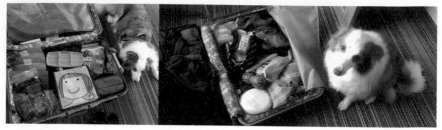

▲ 會依照出國的時間和人數來帶低升糖麵包和奶油的份量，而且一定會帶保冷袋裝著。

就像瞳孔對於光線的調整一樣，外界變化越快，我們身體就要耗費越多能量去適應。既然出國，一定要欣賞當地文化、享受當地美食啊，但面對美酒、美食、麵包、冰淇淋等等各式各樣的誘惑，只要守住「低升糖飲食」的防線，快糖類食物要降低到 5% 以下，醣類食物保持在 20% 以下，就能讓自己精神飽滿玩得盡興，有個完全不變胖不生病的旅行。

## 隨身帶著戒糖小食

我一定會在行李箱中塞幾條冷凍的低升糖麵包吐司、還會帶一些冷凍的低升糖甜點（像是巧克力球，巧克力布朗尼……選擇好帶又不怕撞壞的種類），這些低升糖麵包蛋糕因為沒有糖也沒有防腐劑所以會擔心溫度改變太大容易壞，所以我會用冷凍好的保冷劑加上保冷袋包好放進大行李箱。

每次出國就算是坐商務艙也常覺得好的蛋白質不夠，油脂更是少得可憐，所以隨身行李也會帶著兩三片低升糖麵包吐司、半小條手工奶油，還有花生堅果類食物，同時一小罐 50cc 的混合植物油，要用 100ml 的玻璃瓶子（最好是紫晶瓶）裝油，不然會被各國海關強制丟掉。我會用低升糖麵

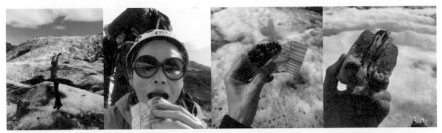

▲ 自己一個人去冰島旅行時就帶了不少低升糖麵包甜點，參加冰川健行時，冰島導遊吃能量餅乾棒，韓國旅客拿出香蕉，法國人拿出（可能泡不開）泡麵，這時拿出低升糖三明治覺得很給力，雖然只是自己覺得很好，不過這樣也夠了。

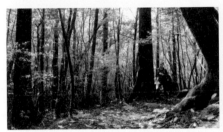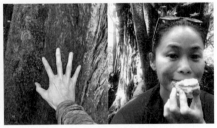

▲ 自己一個人去日本屋久島旅行，其中有天跑了 35 公里來回為了去拜訪七千年神木爺爺，從早上八點半跑到下午四點多才回到城鎮，中午就帶了低升糖麵包、奶油，還有一盒橄欖油魚罐頭當作中餐補給品，很給力，謝謝。

包吐司取代飛機餐的麵包米飯零食，只要油脂和蛋白質吃夠了，身體就不會跟你吵著要糖要咖啡因吃。

不知道是否因為坐飛機氣壓轉換，一下長途飛機後總是會比平常餓得更快，多次經驗是每次在飛機上吃得飽飽的，結果一下飛機不一會兒就飢腸轆轆，然後又餓又累又有時差的在新國家，這時要找到好的低升糖飲食不容易。所以，隨身有些戒糖低升糖小食物很必備呦！

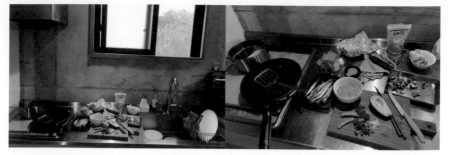

▲ 出國能租有廚房的公寓就租有廚房的。這是日本沖繩一間海邊旅店，我正在準備早餐的夢幻廚房留影。

## 租有廚房的公寓

在很多國家現在都很容易租到有廚房的公寓住處，以前喜歡住旅館、人家煮好的餐廳，後來低升糖飲食後，去義大利、冰島、日本……開始租有小廚房的公寓。好處是早餐可以自煮很豐盛、可以吃得很低升糖健康，而且又省錢，早餐一吃對，就有了好的開始！而且各國的超市真的很好買很好逛！常常可以買到各國新鮮有機食材，日本歐洲都很容易買到當地的有機雞蛋，早餐煎兩三個蛋，一些無添加天然的起士（如果有的話），再加上低升糖麵包沾滿橄欖油，加上一些新鮮蔬菜，餐後一杯自己帶的手沖咖啡（是的，是自己從台灣帶的），就是一頓完美的豐盛早餐。

## 帶著空姐鍋也很方便

之前我一個人旅行，去冰島自駕環島十四天，就帶了一個很好用的飲食

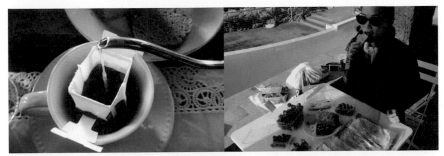

▲ 在義大利北部托斯卡尼的百年城堡民宿中吃自做早餐,手沖咖啡器具和咖啡粉還有低升糖麵包都是自己從台灣扛過去的。

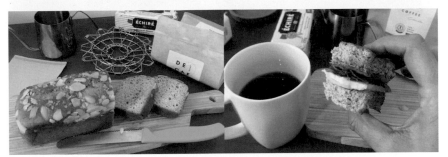

▲ 在冰島一間沒有廚房的小旅店房間裡吃早餐,低升糖麵包夾奶油配手沖咖啡也可當成一天早餐。

工具——空姐鍋。如果你去過夏天的冰島,就知道那時冰島旅店是台灣(也是日本、巴黎、義大利……)的兩、三倍之貴,因為自駕行程路程很長並不悠閒,我也是第一次去,而且又是一個人,所以那次請中醫開了中藥方,然後帶了一個世界電壓通用、俗稱「空姐鍋」的小電爐鍋去用,本來是為了燉中藥,後來發現在沒有廚房的旅店拿來煮湯煮早餐都很方便,而且小小一個不占空間,我認為是不想因為旅行回來肥一圈老一輪的人出國旅行時超好用的工具之一。

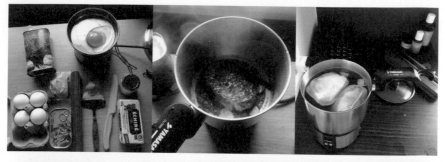

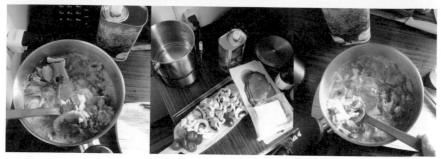

▲ 因為去冰島一個人旅行於是買了所謂的空姐鍋，
可以煮中藥、煎蛋、煎牛排、煮牛肉，很推。

## 注意！ 酒是糖唷

　　本來很愛喝酒的我，在 41 歲跑完 226 公里超級鐵人賽後，竟然就無法喝酒了，一喝就累得到不行，猜想是肝臟太疲累造成的。經過這幾年休息養身，後來出國竟也可以喝在當地喝上幾杯餐酒了，真開心。不過提醒大家，酒是糖唷，不僅很容易胖的，務必要在吃完油脂和蛋白質之後吃，而且要將酒計算在 5% 的糖額度裡面，也不要因為一時貪杯而超過越線了，喝酒的那餐就不要喝有咖啡因的咖啡，或是吃任何高糖甜點了。

▶ 去歐洲國家不喝紅白酒配餐太可惜了，那就把酒算入糖的 5% 比例就可以嘍，這一餐是我在義大利享受的一減肥回春餐，謝謝，好吃極了！

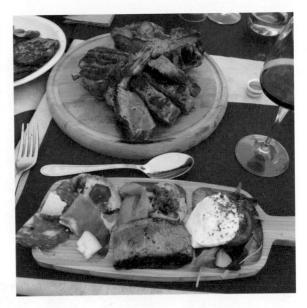

## 晚上不餓可跳餐不吃

　　旅行時，早餐自己在短租公寓做，中午吃大餐喝點佐餐紅白酒，晚餐若是不太餓，這時候晚餐可直接跳餐，可能吃點花生、喝點沒有咖啡因的迷迭香茶之類的就很舒服，不一定要吃滿三餐，不餓就不吃，旅行時身心因為要去適應新環境與時差本來就會比較累，腸胃可以休息一下也是好的呦。

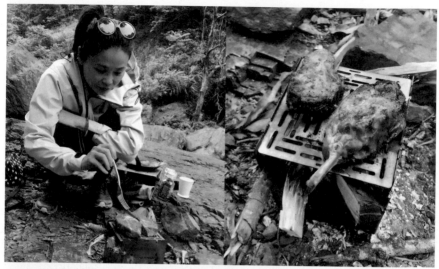

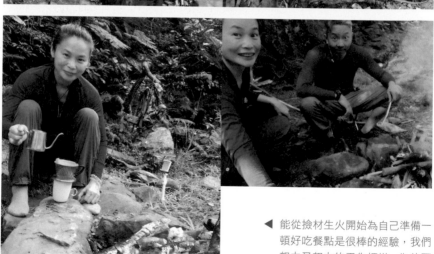

◀ 能從撿材生火開始為自己準備一頓好吃餐點是很棒的經驗，我們努力又努力的工作打拼，為的不就是吃好過好日子嗎！？

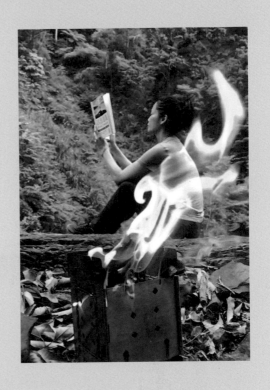

　用身心來飲食，來吃好，不僅讓我的牙周病神奇逆轉恢復，也讓大腿骨折後又手掌骨折無法運動的盧魚先生不胖反瘦、讓我神采變奕奕，也不再有「又要」減肥節食的莫名壓力了；讓我不用再過度運動來維持身材，也讓我少了運動不足會變胖的精神壓力；讓情緒變清晰，思緒更快，我的人生也更放鬆、更有活力、更有笑容、更快樂了。

　謝謝！供給我能量的食物們，非常感謝你們 ❤

PAR

# 運動過多過少都會老會胖，
# 剛剛好，才是真正好

T 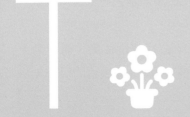 5

# 99.98% 的人都認為運動會瘦身……
# 這真是天大誤會

雖然均衡的戒糖、少醣飲食能讓身體均勻不發胖,但如果生活中少了均衡的運動習慣,30 歲後身體就會開始出現肌肉萎縮、關節韌帶與活動力退化、筋膜沾黏緊繃、含氧量下降等狀況。隨著年紀越大,衰老的現象也越來越快,那時,胖不胖、瘦不瘦都會變成小事,動作緩慢、肢體卡住、越來越虛弱,這才是會讓人生變黑白的大事!

所以飲食重要運動也很重要,而「正確運動」更重要,因為運動錯了不僅會胖不會瘦,甚至還會比不運動更傷身。

如果運動做錯了一定不會瘦得美麗,還可能因錯誤的運動方法導致發炎而變胖變腫,這就是為何很多人即使跑了馬拉松、參加鐵人、每週騎單車幾百公里還是一樣胖,甚至更胖的原因,有的是瘦了,可是瘦得很憔悴、很老。這都是因為**「用腦來減肥」:人家說運動會瘦就拼命動**,而不是**「用聆聽身心需求」**去好好吃、好好運動、好好睡。無身心覺察的活著,是無法擁有青春、快樂與美的。

　　錯誤的運動方法可能使你變得更胖更老，這是因為運動是一種消耗，過度而不知節制的運動會讓身心發炎，而發炎正是身體的保護機制，一旦發炎，就會腫胖，身體就是用這種方式告訴你「這樣不對，要調整」。

　　此外，有些人因為運動後容易餓，以為自己有運動就可以多吃而大吃特吃，結果吃了一堆「糖＋醣」，當然更胖。

　　以前我為了鐵人比賽訓練，一天若是運動五個小時以上隔天一定變腫胖，有時候還會併發過敏症狀，皮膚起疹子、頭痛、便秘或拉肚子等，後來才明白這是身體太累的發炎反應，也是免疫力下降、身體被消耗過度時身心發出的求救訊號。

　　所以啊，**吃得清楚明白（求三大營養又好又均衡）＋運動適量（求三種運動均衡又正確）＋睡眠休息（求質好量夠）＝真正變瘦＋美＋青春**

　　你說很多人因為大量運動而變瘦了耶……是嗎？那是真正健康瘦嗎？

　　如果運動量降低，三個月後如果變胖又變腫了，那就不是真正的健康瘦喔！那只是過度運動的消耗瘦（短暫性），身體的精氣神卻因為大量運動被過度消耗而受損了。那為何受損的身體沒有發出來生病？那是因為一直在運動，身體一直覺得有老虎在後頭猛追，又緊繃又消耗的「壞壞生活」是沒有多餘能量來生病的。

　　我家先生四十五歲時騎越野單車大腿骨斷成三節，好不容易痊癒後要開始運動，結果又汽車車禍手掌骨折，因此兩年沒有辦法好好運動，只能幾天做做伸展拉筋。後來某天他好玩站上體脂機，結果體脂肪竟然是二十年

來的新低！那是因為他跟太太我一起戒糖低升糖飲食，所以沒運動卻不會讓他變胖。但因為沒肌力運動肌肉卻萎縮了，以前挺挺的青春臀肌變軟軟塌塌的。兩次骨折休養三年痊癒後重新開始運動，大約只花了三個月，和朋友一起去紐西蘭騎了十幾天越野單車，回台灣後就發現性感青春翹臀很神奇的又回來了，這就是運動神奇回春力的具體展現──緊實。

　　總之，飲食均衡了，戒糖少醣低升糖了，自然就不會胖。但真正要體態青春美好、動作輕鬆自在、身體線條好看，無論年紀多熟都還可以全世界旅行山裡海裡趴趴走，那就一定要有均衡運動的生活習慣才行。運動可以創造身心能量與氣血的流動，加快排除不好的毒素與廢物，這是飲食或任何方法（包含整形）都無法取代的！

# 變瘦回春的運動魔法原則：
# 持續＋均衡＋慢慢來

**錯**誤的運動方式會比不運動的傷害還要大呦！尤其是時間很長的有氧運動殺傷力更是強大，這也是我當初傻傻跳了五年鄭多燕辣媽操卻沒有效果的原因。因為光看錄影帶模仿動作而沒有心法，都只是表面，無法從內到外強心健身。運動和飲食（萬事）都一樣，需要**持續＋均衡＋循序漸進的慢慢來**。

我們所需食物營養分三大類：**蛋白質、油脂、醣（包含糖）**

每一種都要在有身心意識下均衡補給，所呈現出來的身心才會均衡。

運動和飲食一樣，分三大類：**伸展拉筋按摩、有氧運動、肌力運動（也稱無氧運動）**

三類運動要平均分配均衡動起來，不能只偏重其中一或二類；只做重訓不做伸展有氧，就像只吃肉沒有蔬菜油脂一樣會失衡；但只作有氧運動沒有重訓伸展，也會因為失衡而生病。因此三種類型的運動一定要均衡地都做，身材才能均衡有型，不然就會失衡，而最常見的失衡就是過

胖或過瘦。

　　運動要慢慢加量，身心感受可以了才能進行下一步，不能依照「腦以為的可以」一下子把運動強度或時間拉太高，這和暴飲暴食一樣，是無效開倒車的激進方法，不論激進或是偏重失衡的運動方式都會越運動越胖越老。

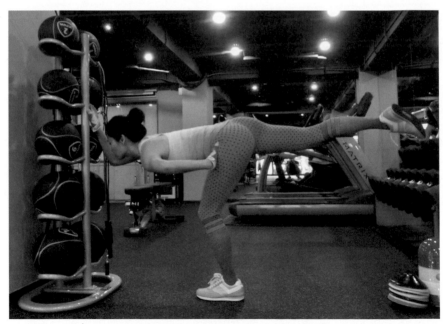

▲ 年紀越大，下半身的臀部與腿部肌肉鍛鍊越重要，不僅為了身形，更是為了能自由的活動，生活不受限。

# 50歲馮云的
# 日常三大類型運動習慣

**放鬆柔軟的「伸展拉筋按摩」：幫我們變得更有彈性**

　　每天使用各種植物油精油，泡澡後一邊靜心一邊有意識地感受身體狀況，幫自己用各種植物精油按摩全身，用手感觸全身，好好感受身體的狀況，尤其注重緊繃和痠痛的部位。

　　如果可以，每天都拉筋伸展一、二次甚至三次，一次 10-30 分鐘。

　　起床會做起床操檢查筋骨軟 Q 度，同時正念靜心。睡前正念靜坐 20-40 分鐘協助身心腦進入關機休息，幫助身心自我覺察力更高。

**補氣強身的「有氧運動」：讓我們更有元氣更有活動力**

　　每週至少一次戶外運動，跑步、游泳、騎單車、快速健走、山林斜坡攀爬都可以。

　　一定要睡到自然醒，睡飽了才去做運動。

　　每次最長不超過 3 小時，最佳建議時間是 60-90 分鐘。

戶外森林越野跑時先爬陡坡重訓有氧，下坡想要跑時自然跑起來，不讓自己喘。狀況不好時會刻意放慢不會勉強自己，運動時微微出汗就好，出大汗容易感冒生病過度消耗。

時間允許天氣不會太冷時，會赤腳接地氣，和地球正負電平衡去掉髒電。

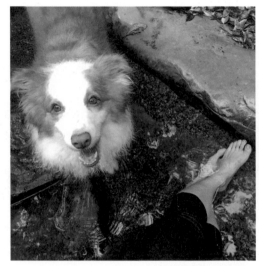

▲ 我們都在接地氣呦～

**緊實健美的「肌力運動」：幫我們緊實健美肌肉骨骼並讓心態更積極**

每週一、二次在家自己做靜心重訓，每次約 45-60 分鐘，深刻感受肌肉狀態。肌肉酸痛完全恢復了再進行下一次的重訓。

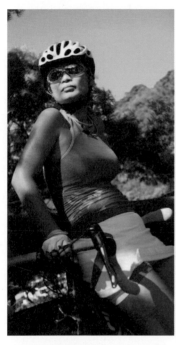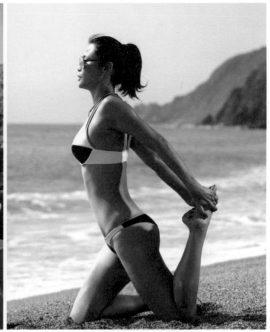

✕ 運動錯誤｜38歲　　　○ 運動對了｜45歲

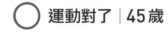

▲ 左圖是暴飲暴食的運動方式，也就是假日騎單車一百公里，但週一到週五都沒運動，運動也只有（可能是）有氧運動，基本上沒伸展也沒拉筋更沒有重訓，加上飲食也不均衡糖吃過多所造就的身材。右圖是45歲時飲食與運動方式對了也好好睡、睡飽了的馮云。

# 第一類運動：
# 放鬆柔軟、更有彈性的伸展拉筋按摩

**我**之前和一位原本不拉筋伸展的朋友一起上瑜伽課，幾個月不到，某天和他一起去山裡跑步時，突然發現跑在前面的他，原本粗壯的大腿小腿怎麼整隻腿都纖細了起來，面對他神奇的變化，實在讚嘆拉筋伸展的神效！

如果你想要擁有一雙纖纖美腿，或者想要柔軟有彈性的肌肉與健康身心，那**按摩伸展對於身心緊繃是常態的現代人，可以說是三項中最有必要的「運動」了。**

**每個人「每天」都需要伸展拉筋按摩**，拉筋伸展尤其是三類運動裡最容易被忽略的。重訓幫我們肌肉練得更緊實，心靈更積極；按摩伸展則是幫助緊繃身心放鬆，有緊就要有鬆，身心才能更有彈性，新陳代謝、免疫系統、神經系統等才能順暢工作。

那，如果我不重訓，是不是就不需要伸展拉筋按摩了？

當然不是。

　　現代商業社會凡事都趕趕趕忙忙忙，幾乎無人能不緊繃，不論是心感受到的，還是腦覺得的，還是身體有疼痛（像是頭痛、生理痛等等），會是長久坐在沙發椅子上不動，甚至睡姿錯誤或是失眠，都能輕易地讓筋膜、肌肉、內臟……緊繃卡起來。胃就是最容易被緊繃情緒卡住不動的器官，胃消化一不好，無法轉化食物營養，時間久了身心一切都會跟著失衡。所以無論有沒有重量訓練，**每個人都需要按摩伸展這項運動**。若你已經開始重量訓練，那需要按摩和伸展運動的頻率就要增多。

## 如果一直不伸展按摩會怎樣？

　　很多這裡痛哪裡痛，都是因為肌肉筋膜太緊繃造成的呦，一直不按摩伸展，身心垃圾就會卡著出不去，不只會難過痛苦、會肥、會老得快，最後更會被身體卡住人生動不了。

　　為什麼？

　　你有買過新鮮牛腱嗎？表面上有一層白白的、很難切斷的膜，就很類似我們身體筋膜包覆肌肉的樣貌。人體也有一張大大、像那樣的筋膜網子，會把我們全身肌肉團團包住，如果我們久坐久臥，根據科學研究報告，正常成年人只要七天不伸展不疏通，筋膜就會開始沾黏，然後造成各種血液體液與神經傳導的阻塞，而按摩伸展就是我們幫助身體把卡卡的沾黏與僵硬消除的「最佳」方法。

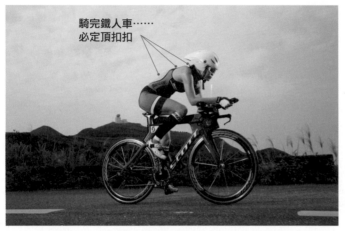

騎完鐵人車……
必定頂扣扣

▲ 固定姿勢過久，不管在做什麼都會造成肌肉緊繃筋膜卡住，即便在
運動也要記得常常變化姿勢。當年練鐵人車的時候每天肌肉都被練
得頂叩叩，一開始常常落枕落背，後來才知道固定運動的量大強度
高，按摩的需要度就要更大。

　　固定姿勢過久，不論是睡覺、窩在沙發上，甚至運動姿勢維持太久……
都會造成筋膜阻塞，我當初在訓練鐵人時騎（很不舒適）的鐵人車，為了
要速度所以這個姿勢很不符合人體工學，練習比賽一騎都需要幾個小時屈
背抬頭，手肘彎定在上面，一騎完車，一定肩頸僵硬，頸椎壓迫，若沒有
按摩紓緩，後續落枕落背頭痛頭暈……都會出現。有些人有習慣性頭痛，
可以試試認真的泡熱水澡後用刮痧板疏通表面筋膜，然後深度伸展試試
看，很可能就會自然而癒，而且是舒服的痊癒，不是吃止痛藥那種麻痺的
不痛（靠吃止痛藥，下次你的痛襲捲而來時只會更痛呦）。

現代人很多五十歲不到就得了號稱「五十肩」的病，手臂已經舉不起來或者蹲不下去，某一個姿勢腿卡住邁不出步伐，這些都因為平常缺乏按摩伸展有關。按摩不僅可以幫助沾黏的體液開始流動，也可以幫助身心排除不要的垃圾，伸展時注意呼吸和動作更可以幫助靜心，讓頭腦暫時關機休息，活在當下。

如果我們能幫自己每天按摩最完美，如果不能每天按，每三天至少自己按一次，如果有老公 / 老婆 / 情人 / 親人可以互相按更好。如果超過七天都沒按，筋膜開始沾黏，很多地方就逐漸開始硬化，除了會酸痛不舒服，卡太久就需要專業按摩師、芳療師或整脊師傅來（大力）協助了，但一下子太用力也會有反效果，最好養成習慣每天都按摩伸展，最少最少三天要按一次，一個月至少一次請專業師傅來處理更細膩微小的肌肉沾黏，預防勝於治療同時對減肥回春變美都大大有幫助。

## 按摩時，用植物油精油來協助可如虎添翼

精油是宇宙設計給植物用來保護它們生存和繁衍後代用的，所以用精油按摩，比單純的按摩更多了一層宇宙神力，就像在太陽下運動一樣，邊跑邊吸收太陽的能量營養，一舉數得。

再者，有很多精油能量可以幫助我們減肥更有力。像是葡萄柚，可幫助降低食慾、消除水腫橘皮組織；大西洋雪松也有消除水腫橘皮組織、幫助

水分代謝的功用；檸檬香桃木可促進脂肪代謝加速；薑、甜茴香、豆蔻等
香料精油都有助於燃燒脂肪與幫助消化轉化的效果。

　　春夏季節最適合減肥，除了飲食調整、運動加強外，用按摩和幫助代謝
的精油更是如虎添翼。

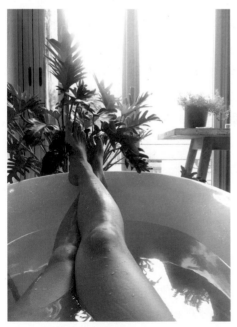

◀ 泡澡前用精油按摩，建議泡澡十分鐘
以內以免精油功效過強，想泡久一點
可以先泡完身體還有濕氣熱熱的時候
全身再來塗上精油然後按摩，精油用
水導入的效果較佳，是多年來實證後
的芳療建議。

## 先泡澡 → 按摩 → 伸展，三個都做效果不是三倍而是十倍

可以先用喜歡的精油塗抹按摩全身，按摩時專注呼吸、放鬆，感受精油的香氛，感受身體回饋。按摩完泡熱水澡，讓精油藉由熱而加強吸收效果，身體熱了就會鬆，這時來做全身的伸展拉筋則可以事倍功半。

如果沒有浴缸，可以先淋浴後用精油按摩，或是用刮痧板按摩完伸展效果也可加乘。如果不想讓浴缸變得油油的，可以先泡澡20分鐘左右，再用混合了植物油的精油按摩全身，然後再伸展，會比平常伸展的幅度與效果都好上很多。如果沒有那麼長時間可以做整套精油按摩伸展，也可以只做伸展。注意，**剛起床時務必慢慢來，剛起床身體會比較僵硬，尤其是天氣冷的時候，很容易拉傷**。

除了雙手之外，可以用刮痧板協助會省力很多，像是蜜蠟或木頭牛角做的刮痧板都很合適輔助我們按摩。還有一些特別的現代工具，可以幫助我們按到那些按不到的位置，像是背部脊椎兩側可以用花生米按摩球，或是想要更深入的點按，可以三角按摩錐等等，用工具按摩會比雙手更有效率，手按久了很容易疲累，所以自己按摩用工具省力也更有效率。以下介紹幾種按摩工具以及使用方法的影片，透過影片學會用這些好用工具幫自己按摩。

按摩與伸展方法真的不難，**難的是持續**，臉部建議每天至少一次，身體三天至少要一次，能每天最好了。如果可以將按摩伸展變成和吃飯喝水一樣的習慣，對你好對你的身心都好，就是我們講得「好好」嘍。

## 1. 蜜蠟刮痧板

初階，比較溫和，適合刮臉與頸部或者剛剛開始用刮痧板者。

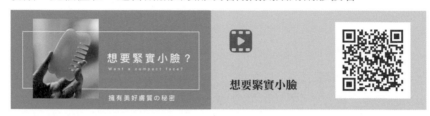

## 2. 木頭刮痧板

因為厚度比較薄，所以可刮得較深入，適合刮腿部、手部與背部。

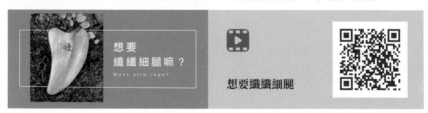

## 3. 三角按摩錐

可以用在筋膜以及深層肌肉刮痧（很過癮），也適合按摩穴位。

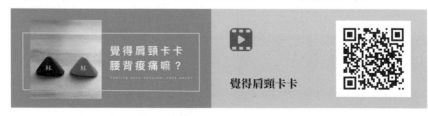

### 4. 花生米按摩球

脊椎兩側中醫稱為「膀胱經」，是身心最大的排毒通道，但這兩條的位置很難自己好好按摩到，又無法一天到晚找人來幫自己按摩。有個好物一定要推——花生米按摩球，不只經脈可以因此被疏通，脊椎兩側的肌肉也可放鬆，很多討厭的腰酸背痛和緊繃也可以因此緩解:)

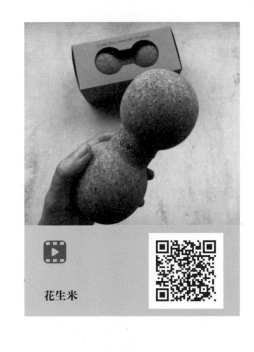

花生米

用法：平躺在瑜珈墊上，將兩顆球放在脊椎處左右兩側，上下來回慢速地滾動，除了可以放鬆脊椎兩旁的肌肉之外，也可以按摩膀胱經，促進身體排毒。在睡覺前滾個膀胱經，可以讓自己睡得比較好，按摩球透過「壓」與「滾動」幫我們背部做按摩，肩頸、手臂、雙腿、腳底都可以用，即刻舒緩疲憊、釋放壓力、幫助身體放鬆。尤其適合辦公室久坐用腦的人，既可以提振精神又可以舒緩肌肉緊繃，同時還可以做運動:)

用了很多種材質的按摩球，我個人最喜歡天然材質軟木做成的，不論柔軟度和溫暖度都大勝，汗濕了也止滑的厲害感覺和身體的密合度就是：嗯，彷彿一切都剛剛好的那樣剛好。

# 第二類運動：
# 補氣強身、減肥必做的有氧運動

有氧運動，就是需要依靠氧氣代謝的運動，例如慢跑、健走、單車、飛輪、有氧操、游泳等，這些都屬於有氧運動，所以建議要在有新鮮氧氣的地方才能達到有氧運動的效果，如果你在地下室密閉空間和一群人一起（呼吸髒空氣）的飛輪有氧運動，有氧效果當然就會大打折扣。

就個人而言，心跳達到**最大心跳率的 65-85% 就是「有氧區間」**（最大心跳率＝ 220－年齡）。

舉例：馮云今年 50 歲，220－50 歲＝170（最大心跳率），170×65% - 85% 可得 110 - 145 心跳區間的運動，就是我的有氧運動區間，生物年紀較年輕者有氧區間的心跳就可以更高。

我以前練鐵人運動戴了很幾年的心跳錶，綁著心跳帶來運動不是很舒服，一直看數字也會被腦困住。所以後來就用更簡單的方法，就是在運動到有點喘但又能和別人講話的狀態，就八九不離十的是在你的有氧運動區間了。

## 有氧運動和無氧運動的差別是？

有氧運動可以訓練到心肺，可以加強氣血循環，因此可以幫助減肥回春的速度加快，不過不少人以為走走路、騎單車就是有在運動了，但跑得太慢心跳率沒有落在有氧區間，這樣就只能算是活動，效果很有限。

如果你跑步游泳騎單車速度很快，已經上氣不接下氣、喘到講不出話來時，那就是無氧運動的其中一種。無氧運動包含重量訓練、快跑、跳高、仰臥起坐、伏地挺身、深蹲等，以無氧代謝產生乳酸來進行能量轉化的運動方式。無氧運動屬於短時間爆發力運動，非常消耗能量，會用很多腎上腺素，身體也因運動強度高，若是時間過長就會發炎變腫，這也是為何很多人跑完一場鐵人或是馬拉松不瘦反胖，因為你「連續無氧」了，變成是高耗能傷害身體的運動方式。

所以如果要用有氧運動來減脂，要注意運動時不能太喘以至於講不出話來，也不能輕鬆到沒出汗還可以唱歌，**有氧運動要連續二十分鐘以上才有減肥功效唷**。有氧運動不僅可以減脂、提高身體含氧量，同時加強心肺功能、促進新陳代謝、預防骨質疏鬆，流汗的同時也可以排毒……，所以有氧運動是其他兩項運動無可取代的。其中特別要講「提高身體含氧量」這一點，這就是中醫常講的「氣」，很多病都是氣血不足不通所造成的，如果含氧量提高，很多病就可以降低發生率與加強痊癒力。

有氧運動對減肥有大幫助，但如果只做有氧運動會導致肌肉量減少的反

效果；相對地，無氧運動可增加肌肉質量與緊實密度，但持續只做無氧運動身體的含氧量會降低，氣不夠，免疫力也會下降。所以安排運動時不要只選擇其中一種，要有氧、無氧、拉筋伸展三種都要兼顧才是好好運動。

## 什麼是間歇運動？ 對減肥回春有幫助嗎？

鐵人界傳說之「跑間歇瘦很快」是真的嗎？

是真的。

不過間歇運動是一種高強度、瞬間爆發力的高危險無氧運動與短暫的緩衝間隔交替、分段進行，例如重複「衝刺跑—慢跑—衝刺跑—慢跑」的運動循環。

間歇運動的心跳率有可能會來到最大心率的 90%，我練鐵人跑間歇時還到過 100% 的心跳率……還好沒因此掛掉；台灣帥哥藝人高以翔在三十六歲猝死，就是半夜上大陸節目從事高強度的無氧衝刺跑，這時運動過程會感到呼吸急促、無法講話，太激烈的話甚至會想吐，狀況不好時甚至可能導致死亡，一定要小心。

間歇運動結合了無氧與有氧運動，對於減肥效果的確有。但因為強度高危險也高，這種高強度間歇訓練「不適合」沒有運動基礎、或是懂得怎麼間歇但身體狀態不夠佳的人（因為很耗能），同時要「有專業教練」在旁指導比較安全。

## 馮云私房推薦——
## 去森林裡陽光下運動！

陽光是很重要的營養，由於陽光能量是經由皮膚吸收，所以最好的吸收方式就是去森林裡且不塗化學防曬品，補充均衡的營養才能瘦得健康、美麗和帥氣。去森林裡的陽光下運動，不僅能擁有陽光、芬多精、益生菌的滋養外，還可以接地氣、排髒電，一舉多得，所以真的很「划算」！

台灣有很多山，就算住在市區，開車或使用大眾交通工具都可以輕易抵達，上山都不是太遠。例如我家距離貓空、五指山都只要30分鐘以內車程就可到達，非常方便。

真的很推薦大家一週至少排一次去山裡運動的計畫，如果一開始肌力和跑越野技巧還不夠，可以先用攀爬和散步方式也很好。森林裡空氣清新，天氣好時又有太陽，但因為有樹木的遮蔽所以不會直射，選擇假日或是比較空閒的上班日請假用一個上午2-3小時（含車程來回），就可以進行一次身心靈高營養的補氣強身、毒素大掃除的運動。

上山時會使用到肌力，下山時或跑步、快走會進入有氧心跳區間運動，一趟下來可兼具有氧和無氧運動，也同時吸收新鮮空氣和陽光能量，還有森林裡面各種益生菌和芬多精，不僅可以流汗排毒，吸收好的空氣，太陽能量也可以幫助我們

更開朗遠離憂鬱。

現代人忙忙忙，能去運動時，當然要選擇去陽光下的森林裡運動！就像我們只有一個身體一副腸胃，如果要飲食就盡量為自己選擇最好的，未來可以省下醫藥費，而且身材會變好；身材臉蛋美帥，穿什麼衣服，背什麼包都好看。

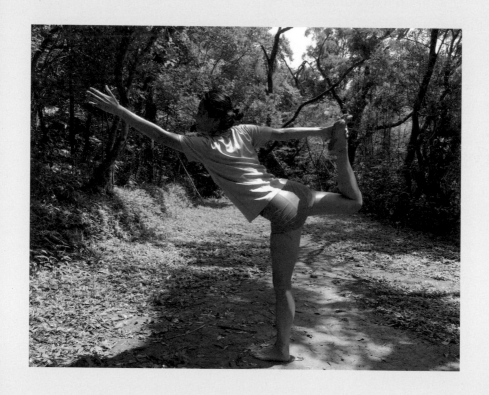

# 第三類運動：
# 要有型有線條就不能沒有的重量訓練

重量訓練和有氧運動創造出來的體型很不一樣喔！我在第一次參加 226 公里超級鐵人之前，是完全沒有做過重量訓練的，所以雖然那時候三項有氧和跑很快的無氧運動強度和時間都很高，體態雖稱不上胖但卻不緊實，手臂沒有線條，更不用說什麼馬甲線了。後來經過教練指點，才開始加入一週一次重量訓練，就這樣，才十週，我就發現腹部的馬甲線出來了，體態也變得更挺了。

重量訓練對身體來說是**先破壞後重建型運動**，重訓後一定要給身體好的營養和充足的休息，才能幫助身體重建、成就重訓效果。就像我們幫房子重新裝潢一樣，重訓就像是拆除打掉，然後使用新建材，重新好好裝潢才能煥然一新變春春，所以**重訓之後，給好的營養補給和深度的休息睡眠來恢復，才是重訓重點。**

**重量訓練後會有某些肌肉特別痠痛，這時候就表示有效了。**

## 重訓運動完的酸痛疲勞有緩解方法嗎？

之前聽說一位上完好好重訓課程的同學，因為肌肉痠痛到鐵腿，所以吃了媽媽給的西藥想說要止痛……，結果臉腫起來，又只好去掛過敏科醫生（然後再吃西藥？）……

重訓完後的痠痛是正常的身體反應，只要多休息，多補充營養就可以慢慢恢復，第一次經歷這樣感覺的人會覺得身體變得很奇怪，有人形容說像是被卡車輾過一樣，下不了床，初期開始有可能會這樣，經過幾次你就會知道下手的輕重了。

要緩解重訓完後的痠痛可以多泡澡，用幫助去水腫的植物油精油來舒緩按摩，像是葡萄柚、杜松、真正薰衣草來舒緩加強代謝，若是覺得實在太痛了，還可以用有著美美紅色的「聖約翰草浸泡油」來按摩。

聖約翰草是一種喜愛陽光的植物，能一掃低迷、重現生機，能帶著宇宙太陽光透進身心小宇宙晦暗凝滯的地方，讓人一下子就擁有冬陽般的舒適與寧靜。對於有睡眠困擾、更年期、緊張焦慮的個案，安撫放鬆的效果很好。口服可幫助情緒改善、調節神經系統、減肥、促進循環、養肝排毒、止痛、減緩發炎。對於任何傷口、潰瘍、發炎、燒燙傷、曬傷、蚊蟲叮

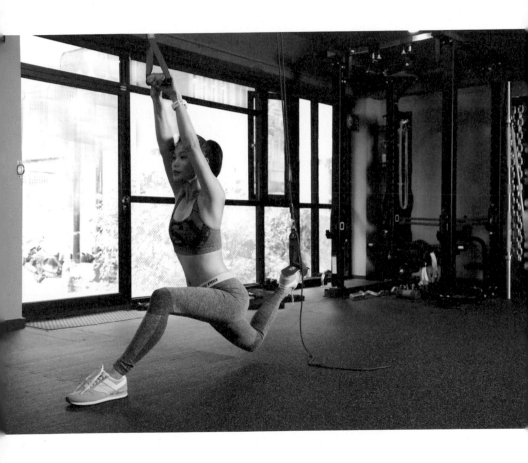

▲ 不論是有沒有參加運動比賽，為了肌肉的質量不受傷不老化
太快，每個人一週至少要有一次重量訓練才好。

咬、疹子瘡痂等都有效，也能抗菌消炎、抗生殖泌尿道病毒感染、養肝排毒、促進循環……，簡單來說，就像是個帶著無所不能的神力一樣，是一款支援所有身心修復的強大植物油。現代科學研究證明它能提高大腦中維持心情愉悅的神經傳導物質，緩解神經緊張，所以很早就被西方醫學作為抗憂鬱的處方藥使用。唯需特別注意，聖約翰草油不建議長期口服（且須經醫生診斷），由於聖約翰草油本身已有微量精油成分，與其他精油調合時須注意精油劑量不可過高。

此外，重訓後要比平時補充更多一點好的蛋白質、油脂與水分，這些都是幫助身體的「重新裝潢」的「建材」。

有些人重訓後水腫，體重暫時增加，這可能是重訓強度太高，下次記得先降低重量和次數，可以負荷後再一次一次慢慢增量。

聽過很多人許願「希望能用重訓把脂肪變成肌肉」……

同學們，**脂肪和肌肉是不會互轉**的唷！就像肝和胃不能互換一樣，它們對我們的身心來說都是有重要功能的；當世界鬧飢荒時，**脂肪除了可以供給我們長期穩定的能量外，同時也是我們內分泌的一員大將**，所以不能太少，當然太多也不好，剛剛好最好。肌肉是我們行為力量的來源，能保護我們的脊椎骨骼更穩定，讓我們在動的時候更有力量、更敏捷、更不容易受傷；肌肉也是青春的指標，年輕的人肌肉多，越老就會越萎縮，還好重訓這運動好好做很容易可以幫助肌肉青春逆轉，而且**不論你幾歲，只要開始用對的方法練重訓都很好**。

# 無論什麼運動，
# 最重要的是自覺

**心** 要先靜，身體再來動。這才是最佳的享瘦變青春的運動方法。

在身體運動時，心是靜的，覺察自己正在用哪些肌肉做什麼動作，正在鍛鍊什麼，做動作時有什麼感覺？身體是喜歡的嗎？還是只是因為別人這樣說就跟著這樣做了⋯⋯；重訓時靜下心來專心感受身體，有哪些肌肉正在做著超越平常的負荷？重訓後肌肉酸痛程度是身體正在哀嚎的叫聲，也是下次重訓時的參考，太重嗎？次數太多嗎？還是太輕了？重訓後的肌肉要有點酸痛但不至於影響正常生活是最好的，如果完全沒有感覺，表示次數和組數要再增多了；如果兩腿或兩手感覺不一樣，這是常常發生的狀況，表示那隻比較弱的腿或手需要多點照顧和訓練。

**想要輕鬆快樂的減肥？一定要跟著宇宙節氣！**

春夏天氣漸漸變熱時，也是最適合我們把運動量「漸漸」增多的時候。

「春耕夏耘秋收冬藏」，冬天是我們養身心的時候，反正也都包緊緊身材不外露，脂肪多一點也比較不怕冷，這時能睡就要多睡一點，想吃就吃（但不要吃垃圾和過飽），運動量也不要太激烈或太多（容易生病）。到了春

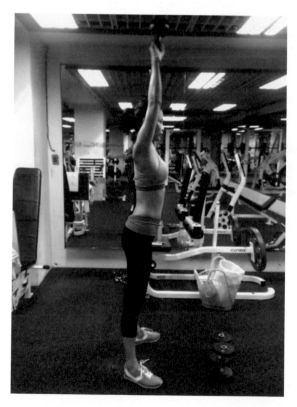

◀ 重訓可以當作是動態的靜心運動。很專注的呼吸，專注肌肉的感受，專注心跳，專注地注意速度。重訓過程要慢不要快，要穩不要急。當你能十分專注的在自己的小宇宙中，同時正念靜心同時運動身體，一次短短 30 分鐘的重訓，就能讓我們身心同時回春。

夏時節，萬物開始復甦生長，這時也是我們身心渴望動的時候，這時就要順勢增加運動量與強度，而且春夏運動後的恢復養生也會自動變快，所以此時不運動更待何時！

## 「少量多餐」慢慢增加運動總量

運動要從暖身開始，過了寒冷的冬眠期，春夏開始運動也務必要「慢慢的」一步一步拉高量和強度。不論是重訓加時間、加重量，或是有氧運動變頻繁時間拉長，就算是伸展拉筋也要慢慢加量，勿心急，心要靜才能好好感受身心狀態，急只會壞事的。

春夏天氣熱起來時，注意是「熱起來的時候」喔！俗話說，春天就像個後母一般詭譎多變，有時會突然氣溫下降變很冷，這時候運動量也要隨著天氣做調整，接著飲食安排慢慢的減量和跳餐，運動安排慢慢的拉高。

舉例來說，本來預定一週5天3小時的運動量，可以每週以增加30分鐘的慢慢增量上去（注意是每週增加30分鐘，不是每天唷），而且每次運動的時間不建議過長，以免突然一下耗損過多，影響到日常生活與工作狀態。重訓安排一次在30-60分鐘以內，有氧運動30分鐘以上，最好不超過2小時，拉筋伸展10分鐘以上，不要超過2小時。

每天運動課表做完後感覺一下，若是身心狀況一切都不錯，再慢慢增量。少量多餐，不僅用在飲食，運動也是一樣。

# 安排「專屬自己」的
# 運動課表

有些人習慣依賴著教練來安排課表，我以前就是。

訓練鐵人的時候吃國際鐵人教練的課表，結果裡面沒有重訓課表，也沒有考慮當時的我已經四十歲了，而且工作狀態忙碌壓力也很大，更沒考慮到我是沒有運動底子的女生，所以硬吃一年的後果，就是出現很多太積極以至於讓身心虛耗過度的各種病症。後來不練鐵人，一週 2 次的重訓教練私人課程，回頭看看也因此太偏重訓，忽略伸展與有氧運動而失衡。

教練若不是你自己，很難會考慮到你的全方位生活狀態、包含工作壓力、飲食狀態、女生生理期狀態……，再加上每位教練都有很多一對一課程的學生，對於運動飲食養生的專業能力也因人而異，要能排出適合你個人的運動課表實在不容易。

那怎麼辦？就自己排啊！就和飲食一樣，這種好好養生、愛自己、讓自己變美變青春的事情假手外人絕對不會有自己來得好。至於怎麼排呢？其實很簡單，以下分享如何安排最適合自己的運動課表原則與方法。

## 首先確定你運動的目的

在安排課表之前一定要先確定：你為了什麼而運動？

如果是為了減肥，注意飲食是減肥成功 80% 的主力，為了減肥而運動的前提是飲食也要同步吃均衡吃好才行。不過飲食吃對了但你沒有運動，就算瘦下來身材也是垮垮的。有些人安排運動課表是為了比賽得名，那書中所分享的課表原則就不適用。本書建議的運動課表，是養生變美的運動課表，可以輕鬆有原則的讓大家身材變緊實更有彈性的運動課表。

## 最高原則還是均衡

運動課表安排最重要的是以均衡為主，就是重訓、拉筋伸展按摩、有氧運動三種平均分配，而且一定要將自己身心感受放在最前面，而不是你的腦；適合別人的不一定會適合你，因為每個人都是不同的人；也要將工作、生活和情緒狀況考慮進來。

## 課表何時排怎麼排最好？

我個人習慣在週日傍晚排下一週的運動課表。你可以找一個適合時間，大約只需要花 10-15 分鐘、無人打擾且心情放鬆的狀況下來安排下

週的運動課表。然後下週日觀察一下身心狀況，再安排接下來一整週的運動課表。

　　我們每個人在生活工作時身心狀況都會有變化，最適合你的運動課表要隨著身心狀況作調整。我很推薦用類似像 google 日曆「圖像化的時間規劃」方法，視覺化的行事曆來規劃時間會更容易也更容易達成。

　　譬如安排早上要運動 1 小時，需要把 7 點到 8 點半畫起來；7 點準備、7點 10 分開始、8 點 10 分結束，20 分鐘洗澡換衣服。你可以依照自己從容的速度來規劃，視覺時間表不僅可以規劃出真正運動的時間，還有運動的準備時間、運動前後換衣服、暖熱身、出去跑步回來流汗洗澡等時間，所以**運動前後我都會稍微多留一點時間給自己，才不會因為時間壓迫讓情緒變緊繃，因為情緒緊繃也會胖。**

　　除此之外，還需要考量每天生活狀況，譬如女生很容易會被生理期影響，生理期身體就會比較弱，也比較容易感冒生病，這時候運動課表安排就要因此將強度變弱、時間縮短，把休息排多一點。再者如果你本來有安排重訓，但突然生理期來了或突然有個事情讓你狀況失衡，或是突然有快生病的感覺，就要把重訓這個破壞力較強的運動改成有氧輕度的跑步或拉筋伸展按摩，過一兩天身體狀況較好時再來重訓。

　　總之，運動課表務必要按照自己當天的狀況調整，不要想說已經安排了即使身心狀況不適合還硬要按表操課，已經生病體弱了還去重訓，對身心來說是雪上加霜，這樣健身變瘦變青春效果都會不好。

再次提醒：**不論運動還是飲食，務必把你的「身心感受」放在最前面，而不是你的腦啃！**

## 今天能不能運動？ 問問你的身體吧！

我們的腦常會自以為狀況很好，或者狀況很不好，為了不被腦騙了，可以用以下方法問問身心是否可以做課表中安排的運動。

這個很好用也是我自己常常用的方法來自《情緒密碼》這本書，書裡有一些問身體的方法，網路上也有很多示範影片，我最常也最喜歡用的是──按壓我的食指。

如果我們對身心講他認為 OK 的事，手指會比較有力量；你問他不 OK 的事會變得比較無力。譬如我問身心說「我是馮云嗎？」我的指頭按壓下去會很有力；如果我問身心說「我是珍妮佛狗嗎？」就算我的腦很想很有力，但手指還是會變得很容易壓按下去。

這個好用問身心的方法可以運用在你今天安排的運動適不適合做；譬如早上起來喉嚨有一點不舒服，本來安排要重訓的，當我不確定適不適合時，我就會問我的指頭（這時候要靜心）「今天適合重訓嗎？」如果指頭很沒力，非常的軟，就表示不合適，那我就會放棄，可能改輕度有氧跑，可能改按摩拉筋伸展。

# 三類型運動
# 要如何均衡安排？

伸展拉筋按摩、有氧運動、無氧肌力運動，這三類運動對身體都有必需性，誰也無法取代誰，所以均衡的安排，萬萬不能偏重其中一樣或兩樣。

## 按摩／伸展拉筋課表

每天都要有 15-30 分鐘，時間能更長當然更好。

如果你的重訓一星期有 1-3 小時，那你一定要等值的拉筋伸展才行，千萬不能做了重訓，然後重訓結束後 10 分鐘（隨便）拉一下就是有拉筋了，這是（超級）不夠的，這樣不均衡運動久了，就會生病的。總之如果你重訓 1 小時，拉筋按摩伸展也至少要 1 小時。人體筋膜像是一個大絲襪，包住我們全身每一吋肌肉，如果我們一直不按摩伸展疏通，七天它就沾黏硬死了，要把它再拉開來就會花很多力氣和時間，所以如果可以，拉筋伸展

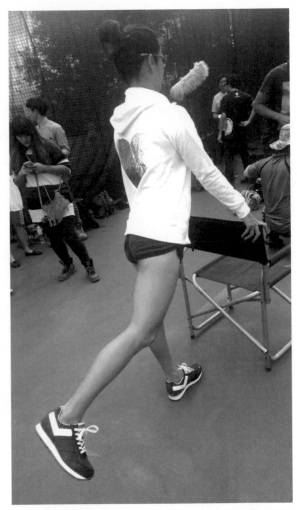

▲ 這是某次拍片時工作人員幫我拍的美美腿照。當時正在
做運動，隨時隨地有空就做，不用等到上健身房或是特
別時刻才來伸展。

按摩是希望能每天都做。

按摩可以幫助我們將筋膜都按鬆，按開來之後你再做拉筋伸展，按摩和伸展拉筋是建議每天都要做，可以是早上起床時慢慢地做 10-15 分鐘，晚上泡好澡後身體有水氣熱熱時再塗精油按摩和伸展 20-30 分鐘，每天持續至少兩天一次，身體的毒素不容易累積，也可以更有彈性變得更緊實。

### 拉筋和伸展隨時做

專心工作 25 分鐘後休息 5 分鐘是最有效率的工作模式，那個 5 分鐘的休息時間，就來做幾個按摩伸展吧，就算是伸懶腰，也是伸展的一種呦～這樣可讓工作內容更有創造力！平常日常生活中，等車等船等紅綠燈等飛機、精神或心情不好時……幾分鐘的零碎時間停掉無意識滑手機的習慣，改成按摩伸展，不知不覺就可以每天有 30 分鐘的拉筋伸展，可讓身心靈放鬆，而且也可以減肥，身材變好變青春。

### 每天拉筋，人生的風景將會變得不一樣。

自從我的床邊放了一塊瑜伽墊後，一早一下床第一件事就是在我的瑜伽墊上做幾次很慢很慢、能多慢就多慢的能多紮實就多紮實的瑜伽拜日式，（有時候多加幾組重量肌力訓練）同時以正念的方式呼吸在當下。只是每天做持續做十分鐘左右的各種拉筋伸展，這樣從伸展開始一天的生活，幾個月下來你會感覺到自己整個人的氣場與輕鬆度會很不一樣，所以就算去旅行，我也不會間斷這個讓我很幸福舒暢的好好生活習慣。

## 重訓課表

　　至少一週 1-2 次（看你身心恢復與工作忙碌的狀況），如果你只想要生活好好，而不是要去比健美的選手，重訓一週在 2 小時以內就 ok 嘍，當然這邊指的是有效重訓。

　　重訓的方法只要做對，就會很消耗體能。我們在生活裡，同時會有很多責任義務，像是一定要為自己家人選購好食材，要去菜市場挑菜買菜，料理給自己與家人吃，還要做有氧與伸展運動，要做臉部身心保養，要正念靜坐，要閱讀要學習要上課要看書還要滑臉書，專注工作，照顧小孩、老公、老婆、小狗、小貓、爸媽公婆⋯⋯，對了，睡眠也要睡好⋯⋯真的很忙，所以呢，重訓這個強度很高的運動，一週最多安排1-2 小時就很足夠了。

## 有氧運動課表

　　做起來會有一點喘，呼吸會加快，心跳也會加快的就是有氧運動，像是森林跑步健走、海裡游泳、山裡騎單車等等，這些一週至少要 1-2 次，一次 1-2 小時就夠嘍，如果太超過一次超 3 小時以上（譬如跑個馬拉松）就會累，常這樣就會胖或過瘦，而且一定會加速老化。

　　一星期至少要有一次的戶外運動，最好是有陽光充滿新鮮空氣的地方來

做有氧運動最好了。如果喜歡游泳的人，建議去大海或乾淨的湖水溪水裡面效能才會好，一般游泳池都會添加化學物清潔，這種物質對我們身體都會造成負擔。還記得「減肥回春變健康，最重要的功課就是幫身心排毒」嗎？一邊運動一邊增加毒素效果當然不好。

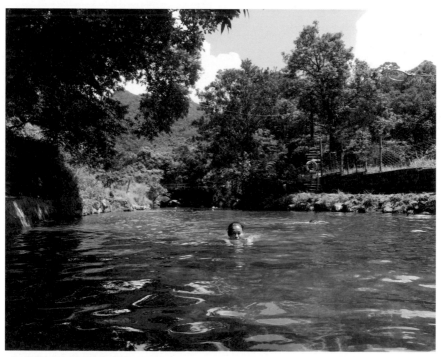

▲ 到乾淨的溪水游泳效果才會好。

## 休息課表

最後最後，我們每週幫自己安排的運動課表，還有一個很重要的重點，也大家常常會忽略的，就是**一定要幫自己安排「休息」**。

休息課表？！你可能會問，休息怎麼會是運動課表之一？我之前練超級鐵人時請國際教練們也都一定會安排休息這個運動課表唷！像國際運動選手，一星期練 7 天，中間一定會有一天是休息日。因為多年研究發現這樣的效果會比較好。

雖然我們是普通人並不是選手，但也請重視「休息是可以走更長遠的重要基石」，尤其是重訓後，如果隔天又去做其他激烈運動效果不會好，因為運動是種消耗，若是目標是變青春變有型，務必注意「好好休息」是養生青春的重要課表。

如果你是一個很喜歡運動的人，你一星期每天都運動，但是有一天一定要安排全日休息，那麼休息日你可以幫自己做簡單的刮痧按摩，或做一些輕度伸展是 ok 的，但重訓、有氧和激烈伸展就要停。如果你是一個很不愛運動的，當然也不能七天都安排休息……，一週可以的話安排 5 天運動，最少 4 天，休息日 2-3 天。

# 減肥務必給身體支持
# 而不是折磨

折磨不會讓任何人變好變美變青春，更不會讓身材變好。唯有給身體越「對的」支持，才會越來越好！

要身體健康快樂的變美變青春，最重要的還是講了一百次的老話：**心靜身動，自律且持續不間斷練習**。偶一為之的大量激進運動或練靜心，就是容易偏差的方式。

所以，馮云不論是在工作忙碌或是去旅行度假時，還是大家放年假過春節，我都會每天持續著心靜身動的練習，旅行時習慣帶著跑鞋、瑜珈墊、彈力繩、按摩球，一定會有山林的健行，會去海邊游泳跑步，因為我極其喜歡這種「自律帶給我的輕鬆自在感」。

**體重真的不太重要、不要太在意**。體重數字說穿了全宇宙只有你自己會看，健康檢查時護士醫生又不認識你，大聲報出來也不太需要在意，重要的是，你在這個身體裡快樂舒適嗎？你強烈地喜愛著自己嗎？如果是，外顯的體態應該會越來越美，反之，體重機踏上一萬遍，整形整得亂七八

BEFORE

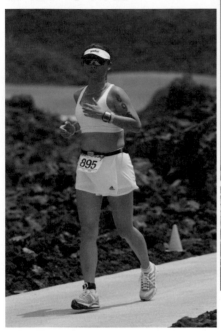

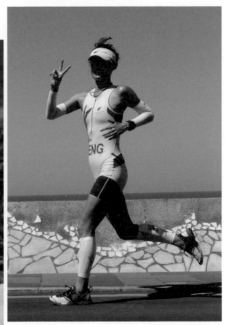

AFTER

▲ 以前我耽溺於工作，運動習慣是平常日不運動，只靠假日參加比賽來減肥（會瘦才怪），運動時間過長強度過高，就造成了左邊的體態，右邊是後來加入重訓的體態。

糟，你也正過著悲慘不快樂的蒼涼人生。

　　人生活著，外型肥不肥、美不美、帥不帥、有沒有錢、有沒有豐滿的胸部、體重有沒符合你的理想值……這些不都是為了讓自己更愛自己、更快樂嗎？所以何不丟了體重數字，然後專心自律的專注在你的生活如何過得快樂呢！？

# 為什麼有些人
# 越運動反而越粗壯？

「馮老師，很羨慕你的身材可以維持的這麼好，我因為您的分享而開始了運動，真是謝謝～不過運動一陣子之後卻發現自己的小腿肌肉越來越粗壯……，但是看見你運動量這麼大這麼久了，小腿卻很纖細，可以分享你的方法嗎？」

「馮導演您好，我和妹妹關注您的三鐵網誌從無名跟到 FB，也在今年四月開始練三鐵，自從照三鐵聖經吃菜單後覺得身體曲線怎麼越來越壯碩了……，飲食我們也不太吃精製食品，想問馮導這樣結果是正常嗎？我很羨慕馮導演的好身材，但我不想練成女力士啊～～ Q_Q」

「馮云小姐您好，我現在是大學生有參加系隊，是打籃球的。身材也算精實，但是因為打籃球我的腿部肌肉很發達，看到您雖然有重訓但是腿的線條超級美的 >< 想要請問您是如何維持腿部的線條呢？謝謝您！」

「老師你好！老師這麼經常性的在騎單車與運動健身，想要詢問老師，運動中或結束後有無穿甚麼彈性襪減低乳酸堆積？因為我自己也很喜歡游

泳騎單車，但是小腿肌越來越明顯粗壯，但是老師的小腿大腿線條始終好美，想要詢問老師是如何保持的？」

如果你和以上幾位有一樣的困擾，請看會運動越粗壯的原因如下：

**1. 運動的方式錯誤：**運動時沒有用核心（軀幹）來發力，而是用四肢，所以運動強度就會拉太高、太用力（例如踩單車時踩太重的尺比）都會讓腿部肌肉變得粗壯，所以若是想要有纖細美麗的腿部線條，在跑步和騎車游泳這些有氧運動都要以盡量以輕、快的方式進行。

**2. 沒有「按摩伸展」的肌肉會糾結成一大塊：**所以會有粗壯的肌肉形態出現，我們運動完後一定要勤奮拉筋伸展按摩才行，沒有運動的人更應該拉筋伸展按摩，因為沒有運動的身體循環會更不好。

**3. 糾結的肌肉沒有按：**一個月要找一次專業按摩師，幫你將糾結疲勞的肌肉按開。一方面幫助肌肉恢復彈性，將筋膜按開，對身心循環都有幫助。肌肉恢復了，就會呈現自然纖細有型的線條了。

有些男生看到這裡可能說不定會想，沒關係啊，越練小腿越壯很不錯啊，我摸上去都「頂扣扣」的感覺很強壯。事實上這種「頂扣扣」的肌肉不僅會影響新陳代謝，彈性與反應力也不好，所以容易讓我們受傷。

我以前觀念錯誤，就是不太做伸展也不按摩舒緩，就算做也是心不靜、有做就好，或是按摩師幫我做。你問我幹嘛不好好伸展拉筋呢？其實就跟大部分人以為的一樣——伸展不重要——卻不知道疏忽的後果會有多嚴重。

　　這樣的想法持續到 2011 年，當時為了準備 226 公里鐵人比賽，運動訓練量超過自己習慣的量，不只超出一點而是超出很多，這時候的身體對於本來微小的反應都會變得很「嚴重」，筋骨很容易發出很大聲響，我才發現如果再不伸展拉筋按摩的話，我的身體會完全撐不下去的，如果酸痛、僵硬、受傷的問題全出現，哪有可能繼續每天好好運動生活著？

　　可能大部分的人運動量都沒有像我在鐵人賽訓練時激烈與龐大，因此這樣的狀況似乎不明顯，但正因為不明顯，更有可能忽略身體發出的警訊。因此，無論如何還是要檢查看看，健康的肌肉應該是很軟 Q 的，並非大家認為「肌肉就是硬梆梆的」，因為平常不用力的肌肉是柔軟的，用力時肌肉才會變硬，這樣有彈性的肌肉才能保護我們的身體。

　　健康肌肉的自我檢查法，請摸摸自己「放鬆時完全沒用力時」的肌肉，如果是「硬梆梆」那就表示肌肉沒有彈性、不健康，自己可要多注意。腰痠背痛、運動傷害之類的問題，這些都是有前因後果的，因為肌肉僵硬久了，自然會衍伸出痠痛或容易受傷。

如果你開始勤快地做伸展按摩，就會發現有很多很棒的好處：

- 肌肉變得有彈性
- 皮膚緊實亮光
- 身體會排除掉一些在筋膜裡的廢物，曲線變得更加好看
- 舒緩肌肉的疲勞痠痛
- 睡眠會睡更好
- 人也變得更溫和有彈性唷

P A R

# 21天春暖花開脫脂術！
## 青春享瘦魔法從此開始

T

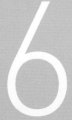 6

# 依循身體的自然需求
# 去吃去睡去運動

**我**以前是一個「如果不刻意減肥」就會一年比一年肥腫、身形變垮變鬆的人。如果你也是,這個訊號就表示你的生活狀態需要調整了!如果你持續地吃對食物、用對能量、睡眠休息得夠,身心腦順暢加速轉動的狀態是可以聽得到的。總之,享瘦不費力的方法,就是在身體想吃想睡想休息想工作的時候,把握時機給它們給最好的;一旦你這樣來愛、來給予身心照顧,身心自然美也是剛好的呈現。

我以前不懂什麼是依循身體自然需求去吃去睡去運動,以為秋冬這樣多吃多睡少運動會變胖,但這就像是秋冬會需要多加一件外套、多穿一件衣服、穿襪子、戴帽子一樣自然,一到秋冬,身體也會想要多點脂肪來保暖來工作,那麼,天冷了我們為何不提供些脂肪給身體保暖過冬呢?

秋冬時,人類和動物本質上都會想多吃一點、多睡一點,運動量也不想那麼多、強度也會想要輕鬆一些。請試著放下腦袋的執著觀察一下,你的身心是不是這樣?

在秋冬該有些脂肪的時候來減肥，對身體來說，就好像天冷了還要扒掉它的衣服一樣，身體當然會很不喜歡你這樣做囉！所以減肥脫脂肪的效果一定不那麼順暢，就算如你（腦）所願減了肥，也會是不舒適的緊繃過程。

所以，等到天氣熱起來的春夏再來減肥才能事半功倍！天氣越來越熱，食量就會自然而然地減少，同時也想多加一些運動，就算不想流汗也會很容易流汗，運動強度也會想要拉高些，肌肉和皮膚開始舒展開來，這時我們要盡量放鬆放手，跟著身心需求，給它們想要的吧！

想要去森林有氧跑，就寵愛自己去跑（晚點再上班啦）；到山上想快跑還是慢慢走都可以（隨著身體就對囉）；覺得肉有點鬆垮了，就來個有效的重訓吧（本系列第三本書會有詳細動作細節解說）；何時想要按摩伸展就伸展就按摩（本系列第二本書會提供詳細動作與影片）；甚至想要用哪些精油來輔助就用那些植物能量（本系列第四本書會講得更深入）……，總之，能隨身心所欲跟著節氣交替來好好生活著的方式，會讓生命不再只是看見目標去拼命（因為無論是誰到最後終將一死，這麼拼是為哪樁），也能更懂得去享受每個當下。

我們能活在當下時，不論是處在什麼狀況，是快是慢、是對是錯、是成功失敗、還是停駐了……，無論哪種，都將擁有最美好風景。就像從不會游泳到能夠在大海裡徜徉一樣，每個人要養成和以前不同的生活習慣，是需要一小步一小步從練習開始的。這一章所講的「21 天春暖花開

脫脂術」，是連續幾年從「馮云粉絲團」透過真實互動的活動整理出來的筆記。現在，每年春天逐漸熱起來的時候，我的身體都能自動不用費力的去執行至少一次「春暖花開脫脂術」，直到夏天來臨前，身體會自動脫去冬天厚重的脂肪，到時就可以無負擔的穿著無袖背心露出肌肉線條，而秋（收）天來臨時有意識的再多吃些好食，冬（藏）時多睡多休息。

　　一開始可依據以下原則做練習，21天養成生活習慣後，身心腦逐漸適應，以後就可輕鬆享瘦囉！重點快速複習一下：

□ 餐餐營養均衡
□ 有好蛋白、有新鮮蔬菜、有好油
□ 蛋白質＋油脂＋蔬菜占一餐比例的 80%
□ 醣類占一餐比例的 20% 以下
□ 無糖無精緻澱粉，如果能 0% 最好，最多不要超過 5%
□ 餓了才吃
□ 不餓是身體正在脫脂肪，讓它用力好好脫
□ 減肥不可以過餓與過度運動
□ 餓，只會讓身體難受到巴著脂肪不肯放
□ 過度運動會消耗你的元氣與能量，重點是也不會瘦
□ 用身心感受擇食，不用腦挑食

「溫柔的」讓身心慢慢適應，優雅而美好 🖤

　　不用費盡腦汁找個鬼教練來折磨自己的身心，只要像尊敬神明一樣「侍奉」身心，就可達成最完美的身心狀態。

# 春暖花開 21 天脫脂術
# now going！

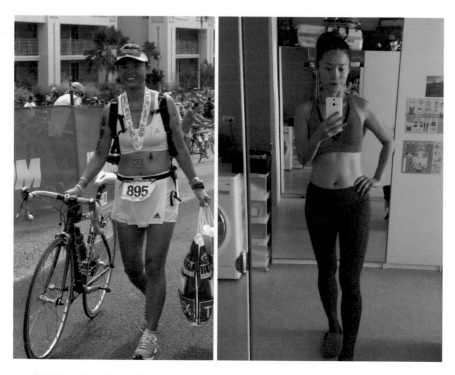

▲ 左圖是 38 歲的我，右圖 44 歲時的我。越來越懂得如何吃對的食物、用最輕鬆卻最有效的方式運動。有感於太多人需要這樣的建議，我每天和大家分享多年來習得的正確瘦身方法，希望能幫助更多人用「做自己的小太陽」的方式愛自己 : )

## Day ① 做自己的小太陽

大家記得「北風與太陽」這個童話故事嗎？北風用盡全力也脫不去旅人的外套，陽光出來沒多久旅人就把外套脫了。這外套就像我們身體的脂肪，用對了方法就能輕鬆減肥。身體是我們最親密也是最重要的朋友，用過度運動、餓肚子或是減肥藥，就像是用北風的方式來減肥一樣，不僅事倍功半更可能危險又痛苦，學習如何做身體的小太陽，愛身體才是基本功，基礎紮實了才會成功。今天我們就先從最基礎的概念開始囉！

**先複習一下：**

**好好生活愛自己的減肥方法**

**吃好 80% ＋ 運動好 20% × 睡眠好＝減肥增肌**

運動是破壞，營養是能量，好的睡眠是重要的基礎，這是為何很多人明明飲食運動都做好了，體重還是降不下來，原因不是睡太少就是太晚睡，或者天沒亮就醒過來……，睡不好睡不夠，不論身毒情毒都排得慢。

## 營養充足我們才有能量降脂增肌

　　人體有三大營養「蛋白質／脂肪／醣」，餐餐都要均衡攝取（注意是每一餐唷），因為我們最容易取得醣類，而且便宜好吃又會令人感到愉悅開心（不過很可惜是短暫的），所以特別要把注意力放在將醣類食物的攝取比例降到 20% 以下，但也不能完全沒有呦。因為三大營養少了一項就會失衡，失衡了不僅身體的外型、人的內在也會跟著失衡。

## 不減醣就無法健康和減肥兼具

　　糖是肥胖與失衡生病的最大禍首，糖比海洛因還容易上癮而且還合法。很多人都以為自己沒有吃什麼糖，然後看到早餐是稀飯（糖）＋青菜（醣）……這些都是醣啊！無論是含人工糖的可樂汽水、蛋糕餅乾巧克力糖果蜜餞果乾是糖，蜂蜜白飯糙米麵包麵條、根莖類蔬菜像是紅蘿蔔、番茄、地瓜……所有水果、蘋果、香蕉這些都是糖，現在很多外食肉類料理也都加了糖。

## 好油脂和蛋白質的量要足夠

　　要健康減肥，吃好油很重要！很重要！很重要！一定要先戒糖減醣，之後吃夠好油量，不僅是飽和脂肪酸可以拿來做菜的油，也要補充 Omage-3、Omage-6、Omage-9 的各種植物油。

**讓你肥的是糖**

　　回春變美恢復健康，就一定要戒糖減醣；不減醣就加油脂加肉，不僅會變肥也會容易生病。

---

### 馮云春暖花開脫脂術 **Day1** │日誌│

- **飲食原則**：我是已經戒糖減醣的人，所以減肥時不餓就可以降低飲食至原份量 80%。
- **脫脂運動**：森林先上坡攀爬，下坡慢慢跑一共 60 分鐘，小喘微流汗（肌力＋有氧＋接地氣）。
- **變瘦睡眠**：22:00 就寢，6:30 起床。

**1 早餐：**用竹製分隔餐盤來量每餐飲食量。一餐最容易忽略的就是能幫助排便變完美、皮膚更好更有光澤的好油，也就是富含 Omage-3、Omage-6、Omage-9 的植物油，不過這些油一加熱就被破壞掉，要另加在飲食中食用，或單獨飲用。

**2** 超適合當早餐的法式裹蛋香煎 hoho，今天用的是無糖無麵粉低升糖 hoho 裹蛋液用椰子油煎。

**3** 喝湯時可以加 5cc 左右的各式好植物油到湯裡（或是空腹用湯匙喝也可以），除了讓湯的風味更有層次外，好植物油的風味都是純美香的，吃了不僅眼睛會有亮起來的感受，心情也會更好，排便也會更順暢滑順：）

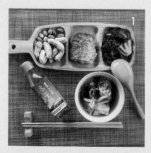

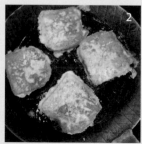

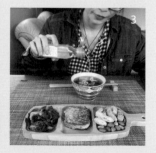

**4** **午餐（外食）**：非常小碗的牛肉湯（蛋白質）＋豬油炒高麗菜（醣類）＋豆干海帶豆芽小菜（醣類）＋炸排骨（蛋白質）。老闆説豬排是用沙拉油炸的，我吃到外面一般精煉的沙拉油會肚子痛、掉髮、頭痛，甚至還有過頭皮排出像是瀝青的廢油，所以我不吃，如果要吃，我會先用熱水將沙拉油洗掉外表油再吃。

**5** **不胖低升糖健康晚餐**：香煎一早就泡在蛋液的低升糖 hoho（發現泡久了更好吃呦）＋紐西蘭草飼牛絞肉炒自家醃的無糖酸黃瓜＋花生和橄欖油煎剩下的蛋液。

**6** **中間的不胖變健康小零食**：花生（不吃多）絕對是減肥好物！可以帶一小罐在身邊當零食，水煮、炒或是優良店家做的花生醬都很適合。特別注意花生的新鮮度與產區，花生醬要注意有沒有化學添加。辨別的方法除了看檢驗證明外，還有就是你感覺香不香、甜不甜、好吃不好吃、吃完是不是更有精神，也可以用第 305 頁靈擺能量法來檢測。少量多餐多補充營養也是增肌減肥原則之一，雖然花生可以幫我們提高體溫增加免疫力，是低升糖食物，但還是要注意食用量唷！

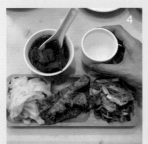
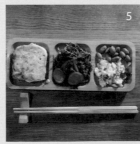
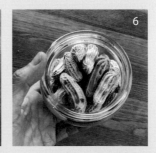

## Day **2** 早安！減肥增肌慢慢一步一步來，這事就是急不得

**複習一下：**

**運動不是減肥的主力但它是靈魂！**

雖然我們能靠著均衡飲食讓身體不發胖，但持續不運動身體就會慢慢萎縮和退化，肌肉萎縮、關節韌帶與活動力的退化，年紀越大就會衰老得越來越快，到那時胖不胖瘦不瘦都會變成小事，動作肢體卡住可是會讓人生變黑白的大事，所以運動很重要！而且「正確運動」更重要，因為運動錯了會比不運動還要傷身。

**運動前先認知運動是消耗**

運動是一種消耗，而且很可惜的是，不會只消耗肥肉，而是整體性的消耗，不論肥瘦肉或是體力和精氣神，那種所謂「練哪裡就消哪邊肥肉」的說法是神話。身體從宇宙創造以來一直就是一個整體，過量及過強的失衡運動會耗損，反而會讓你不瘦反胖（我的過去就是很好的例子，所以別再重蹈覆轍囉），過度運動超過自己的能力所及，會更快變老變胖。

**正確運動基礎方**

運動三大類：有氧運動、重量訓練和伸展拉筋按摩，三項都要均衡分配，身材才能均衡有型。運動要慢慢加量、慢慢靜心感受身體反應。

**運動的休息恢復比運動本身來得更重要**

運動是破壞，也是一種消耗，重建要靠均衡營養與適度休息。每週要規劃好一週的均衡運動＋休息課表，只是悶著頭一直運動，就像只破壞（運動），不建設（休息）一樣，美麗的身心靈是得不到的。

---

**馮云春暖花開脫脂術 Day2 ｜日誌｜**

- **飲食原則：**因為我已是資深少醣飲食者，所以我可以等比降低原食物量至 70%，還沒有戒糖少醣飲食者，先以戒糖少醣為主要目標，不先急著降低飲食份量。

- **脫脂運動：**幫助身體排水排油的精油們按摩全身＋泡澡＋拉筋＋伸展，共 1 個小時。

- **變瘦睡眠：**22:00 就寢，4:30 起床。是的，太早了！不過這可以視為要修整飲食的身心訊號：會不會是吃太少了？

**1** **早餐：**低升糖辣木葉 hoho 一片＋鴨油煎厚片培根＋煎蛋一顆＋一小片芭樂＋飯後 88cc 手沖咖啡。因為要裝進這個減食小餐盤，比以前早餐份量感覺減低了至少 50％呢！建議春暖花開減肥時可以使用這個三格小餐盤來做自律。今早 8:30 吃，一直到中午 12:30 才餓……天氣熱了飲食量果然也自動降低需求。

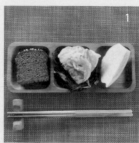

**2** 謝謝這世界上出現低升糖無糖無麵粉的烘焙，解救了原本是麵包控甜點控還有蛋糕控，卻因為牙周病要嚴格戒糖不能再碰麵包的心中苦。今天吃的是以列入世界十大食物辣木葉所做的低升糖 hoho 麵包，上面加了培根煎蛋，就變成美味又可以減重恢復健康的三明治了！

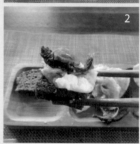

**3** **中餐外食：**開了一整個早上的廣告創意會議，能量消耗很大，中午快一點才有機會吃飯。帶著竹餐盤去餐廳，裝滿三樣菜就要自己停下觀察看看是不是不會餓了。中午吃完這餐盤感覺有點過多了，胃脹脹的，用葡萄柚、肉豆蔻、杜松精油們按摩一下肚子，幫助消化。飯後喝了一杯手沖咖啡，咖啡也能幫助消化。

**晚餐：**因為不餓，所以選擇跳餐，只吃了水煮花生十幾顆當點心。

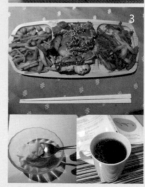

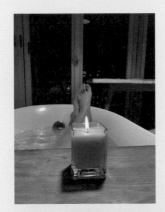

▼ 傍晚下班後，先用真正薰衣草和德國洋甘菊為主調的我的「好鬆好好睡」配方精油來按摩全身，然後泡熱水澡，身體熱了軟了，做了三十分鐘的拉筋伸展，晚上只看書不看手機螢幕，讓心安靜下來，準備晚上好好睡覺。

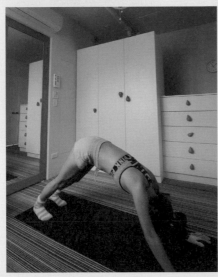
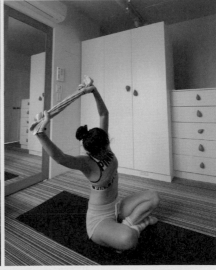

---

Day **3**                                                                        **今天我們要來談睡眠**

睡眠是很多人在減肥時容易忽略的環節，但卻十分關鍵。還記得生活基礎公式嗎？

吃好 80% ＋ 運動好 20% × 睡眠好＝減肥增肌

睡眠狀況是用 ×（乘）的，也就是說你的飲食低升糖了，你的運動均衡正確了，但是若是沒睡好就打折，如果完全沒睡就會直接乘以零。

**複習一下：**

**養成早睡不早起的習慣**

風來了，順風飛翔是省力的，逆風時硬要奮力往前飛，會花去更多能量但效果卻不好，所以我們要做聰明人，學會抓住宇宙的節奏，就和衝浪手一樣。太陽落下月亮升起，宇宙要我們休眠，23:00-5:00 是順風順浪最有「效率」的睡眠時間。22:00 前上床準備睡眠是最建議的時間，可以在床上隨便看些（不太用腦）的書、塗些精油做些保養按摩，讓自己輕鬆的入睡；然後「不要」早起，讓身體自然醒來，如果可以的話能睡多久就睡多久，身體想睡是因為需要更多時間的修復，「能睡就是福」唷。

### 太早上床睡不著怎辦？

如果你是長年半夜兩三點才睡的人，可以選擇先早起，當天就會自動想早睡。然後可以慢慢的一天天往前調整 30 分鐘，比如原本凌晨 2 點才睡，就改成 1:00 上床、1:30 睡覺，如果沒問題可以入睡，那隔天就再往前調整 30 分鐘，一直到可以 10:00 上床睡覺為止。

### 如果你想健康瘦的話，睏了就要睡

如果你開始戒糖，吃低升糖飲食，很有可能會經過一段戒斷反應，有可能會有嗜睡的問題出現，如果你晚上 8 點多就感覺睏了（其實這很正常，我常這樣），那就去睡吧，以祀奉神的態度來祀奉我們的內在身心。

### 如果半夜兩三點就醒來睡不著了怎辦？

會失眠原因很多，情緒、飲食升糖震盪、吃到毒性過重的食物、運動不足或運動過度……，太多原因都會造成失眠。如果半夜醒來可以繼續睡就趕快睡，如果不行也不用給自己壓力，放輕鬆，做些自己喜歡的事情，比如泡澡、看書……，總之，深呼吸放輕鬆，做自己的太陽囉：）尊重身體的決定，一切都是好的安排。

## 馮云春暖花開脫脂術 **Day3** │日誌│

今天工作的會議好多，還要下台中做廣告提案，昨天沒睡好，決定戒糖均衡飲食量回到 90-100%，人比較累時，需要吃比較多唷！

- **飲食原則：** 不用飽但也不能餓到。
- **脫脂運動：** 本來想跑步，太早起床身體疲累所以取消。
- **變瘦睡眠：** 22:00 就寢，6:30 起床。

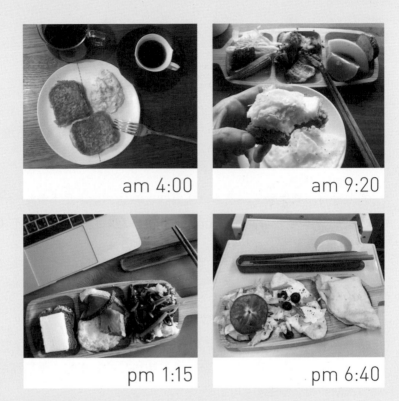

▲ 分得出哪些是快糖慢醣嗎？哪些是蛋白質，哪些是油脂嗎？今天因為很早起所以吃了 4 餐：

**起床 4:00 的早餐：** 低升糖辣木葉 hoho 兩片＋手沖瑞士水洗法無咖啡因有機咖啡 250cc

**早午餐外食：** 煎蛋一顆＋肉肉肉＋低升糖辣木葉 hoho 麵包＋菜菜菜＋三片小水果＋飯後手沖咖啡 60cc

**中餐自帶便當：** 鮭魚兩小片＋煎蛋＋青菜兩種

**晚餐高鐵上外食：** 雞肉＋菜菜菜＋蛋＋回家補喝 5CC 植物油（因為這餐油脂有點不夠）

## Day ④ 　　　　　　　　　　　注意要先減醣才能加油唷！

　　如果沒有將糖與醣（就是碳水化合物）減低的話，是不會瘦的，如果飲食中又如書中建議加上各種油脂，那無疑就是火上加油，不僅會減不了肥，還會越來越胖，甚至生病。

**複習一下：**
**減肥 = 減糖**
　　改變飲食最初階就是把醣類飲食變少（垃圾食物就不用說了快全部戒掉），所以「指認出飲食中的醣」是最初也是最基本的，醣類裡面可粗分為「快糖」和「慢醣」。
**一定要戒的快糖有那些？**
　　所有精緻糖與麵粉還有用化學添加物做的餅乾零食，包含冰淇淋、含糖飲料、各種餅乾、蛋糕、糖果……，這些是我們生活中最常碰到也是變肥變老的主要來源，是要完全戒斷。
**要警戒的快糖有哪些？**
　　白飯、麵條、麵包、水果、蜂蜜、根莖類蔬菜、有咖啡因的飲料……，

這類飆升血糖的速度快,請注意第一口不要吃它們,食用量和慢醣合起來在 20% 以下。

**哪些是慢醣?**

糙米、各種蔬菜、不甜的水果、原型五穀雜糧……,這些無論減不減肥都要吃一些,這些是必要的營養,不然身體會失衡,肥胖就是一種失衡狀況,但慢醣的量注意比例和快醣總量要在 20% 以下。認出醣類,減醣後,再加上油脂與蛋白質的營養來幫自己的減肥加油囉!認出快糖和慢醣是減肥最重要的第一步驟。

---

## 馮云春暖花開脫脂術 Day4 │日誌│

- **飲食原則**:生理期來報到,要盡量給身體充足營養和休息,均衡飲食不減量。
- **脫脂運動**:一整天的精油課,捨棄電梯上 6 樓爬樓梯 2 次,中間下課休息時間伸展拉筋 20 分鐘。
- **變瘦睡眠**:22:00 就寢,7:00 才不情願地起床(睡很飽超多好夢),睡前用了幫助睡眠的藍色好鬆好好精油方。

1　生理期第一天的早餐又要上一整天的精油課太耗腦力，刻意量多些。
　　【快糖為主】：南瓜＋蕃薯＋番茄
　　【慢醣為主】：沙拉葉菜們
　　【油脂為主】：低升糖 hoho 麵包
　　【蛋白質為主】：hoho 裡的雞蛋豆漿＋羊排

2　隨身帶的油質補充品小零食，一邊上課一邊用好油當零食，好油吃夠才有能量來精瘦美，變健康。

3　外食午餐，帶了小竹餐盤用來衡量自己不吃過量。我只吃了竹製餐盤裡的食物，其他請店家打包帶走，手沖黑咖啡要納入快糖的比例唷，所以我只喝半杯。

4　隨身帶低升糖 hoho 麵包，補足不能吃麵粉麵包的心靈空虛感。

5　晚餐和尤一起吃了一條烤魚和中午剩下的外帶雞肉烘蛋，生理期外加兩顆紅棗包核桃（紅棗是糖，要算在糖的比例上唷）。

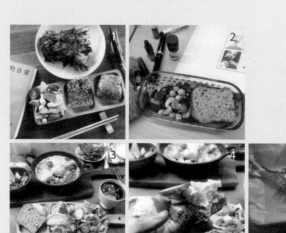

## Day ⑤ 　指認出你餐盤裡的油脂蛋白質在哪裡？

「我每天都吃燙青菜＋雞胸肉水煮蛋快一個月了，為何還是瘦不下來？」你問。

「因為你沒有吃好油脂啊！油脂要占每餐30％才是均衡瘦身餐唷」我說。

常常看到很多人餐盤食物裡有很多快糖和慢醣，但餐盤裡幾乎很缺油脂，甚至連蛋白質也常少得可憐，我們今天的功課，就來練習指認出自己餐盤裡的油脂和蛋白質吧！兩種營養要占餐盤的 60% 以上唷！（如果不知道怎麼指認，可以再複習一下 Part4）

### 馮云春暖花開脫脂術 **Day5**｜日誌｜

- **飲食原則**：生理期第二天，繼續給身體充足營養與愛，均衡飲食刻意不減量。
- **脫脂運動**：工作中間休息時間輕重訓＋拉筋 20 分鐘。
- **變瘦睡眠**：22:00 就寢，7:00 起床，生理期多睡是好事。

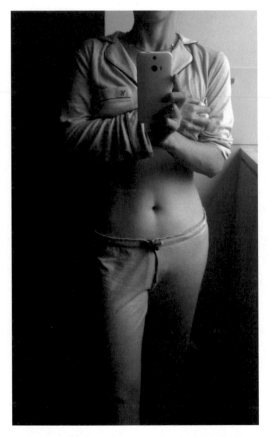

▲ 體重機量出的體脂肪只是參考，減肥最重要的還
是身形變成自己想要的樣子，所以可用拍照紀錄
身材的變化。減醣後要加好油才能均衡瘦。

1 **早餐餐盤裡的油脂和蛋白質：** 橄欖油香煎裹著蛋液的低升糖 hoho 麵包、煙燻豬油煎厚片培根，以及低升糖巧克力布朗尼甜點、手沖咖啡 88cc（超小杯）。

2 **中餐餐盤裡的油脂及蛋白質：** 低升糖 hoho 麵包夾蛋、培根、生菜，是減肥還可以吃很飽的三明治。

3 **午餐後甜點裡的油脂蛋白質：** 無糖但是甜的低升糖巧克力球（可可脂可燃燒脂肪）＋一坨含有冷壓芝麻油的花生醬＋一杯手沖咖啡。

4 **晚餐餐盤裡的油脂蛋白質：** 橄欖油迷迭香烤羊排＋三分之一片蛋黃果＋很小一塊低升糖巧克力布朗尼。因為無添加糖的可可脂肪可以燃脂肪，減肥期間我會刻意多吃些低升糖的可可甜點幫助燃燒脂肪。

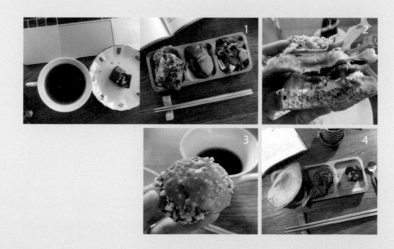

---

Day **6**　　　　　　　　　　**25 歲後的身體是你自己創造的**

---

　　到現在為止，進行得如何了呢？一方面希望積極進行身體的大掃除（減肥），一方面又並不希望你給自己太多壓力（會胖），過大的壓力會成為毒素，一定要避免給自己太大壓力才好。

**複習一下：**

### 減肥就是排毒和減少毒的進入

　　我們正在學習的，與其說是減肥，不如說是愛自己的方法，學會身體真正要的飲食方式，吃進均衡營養、毒的不吃、聽懂身體的語言，生病了就臣服、就休息、給支持、給足夠的時間、給鼓勵、給信心、不苛責、不討厭自己（這些都是毒唷）……，學會正確的運動方式而不用運動來折磨消耗能量，學會幫自己將毒素垃圾排出的方法、學會放輕鬆的方法、學會笑、學會如何愛自己、學會如何愛身體、學會讓自己更快樂的方法，這才是真正的減肥減毒。

### 把重心放在自己做對了的那些

　　至於那些討厭的、煩惱的、恐懼的，就讓它們像風一樣，過去吧！

### 吃對了就可以吃瘦 → 吃對的第一步 → 吃對餐盤裡的營養比例

你可能會問,這個比例要如何計算?因為食物的轉換速度不一樣,比例用卡路里計算意義不大,況且對每種食物計算卡路里也太煩太花時間了,這個比例就是「你覺得好就好」!是的,就是「你覺得」就好!就是你的直覺,信任自己,直覺一直是我們很強的(神予)能力之一,要多用。

**照顧身體是宇宙派給我們的功課之一**

每個人的身體都是特別獨立的個體,它是宇宙派給我們的功課,不要因為恐懼匱乏而飲食過度,不要因為沒有安全感所以運動過度,不要因為對自己的身體相信不夠所以選擇放棄。

### 馮云春暖花開脫脂術 Day6 │日誌│

- **飲食原則**:生理期第三天一早起來精神狀況不錯,早上會議滿到溢出來了,因此中餐吃得有點快,有點多(哈!),不舒服,下次要避免。下午和好友去一間他們公司剛裝潢的密閉空間開會,沒有對外窗,談了一個小時,開始暈眩很累很餓……,難免的事,沒關係,明天將會好起來的,未來注意不要在密閉空間久待就好。

- **脫脂運動**:因為有輕微中毒狀況,今天用精油、有點熱的水泡澡流汗幫助排毒恢復,原來安排的重訓運動暫停。

- **變瘦睡眠**:22:30 就寢,7:00 起床。

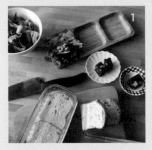
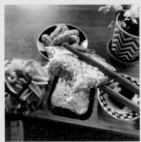
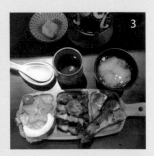

1 　早上準備早餐的一個小時刻,因為感覺很美好,就拍了這張
　　照片,希望你們為自己的所愛準備食物時,心情都是放鬆美
　　好的。記得我們生在地球人類身體裡就是來體驗生活裡的各
　　種感受的,包含食物的色香味。

2 　**早餐:**
　　【快糖 10%】:手沖咖啡 88cc
　　【慢醣 5%】:生菜少少一點點(冬天不要吃生菜呦會太寒,
　　夏天可以一點點)
　　【蛋白質 30%】:橄欖油煎兩片法式裹蛋低升糖 hoho 麵包
　　+水煮花生+低升糖巧克力布朗尼一小塊
　　【油脂 45%】:有機冷壓橄欖油+低升糖 hoho 麵包裡的椰
　　子油亞麻籽甜杏仁油+花生裡面的花生油+布朗尼裡的椰子
　　油奶油
　　下次優化:慢醣類食物比例過低,可以再增加一些

3 　**中餐:**
　　【快糖 15%】:番茄+楊桃+芭樂+茶
　　【慢醣 10%】:生菜+豆腐+味增湯
　　【油脂 25%】:三層肉的油花+帶皮的雞油+魚上的油
　　【蛋白質 50%】:三層肉+雞肉+魚肉+豆腐
　　下次優化:吃慢一點
　　今天晚餐不太餓,略過跳餐。

Day **7**

# 過了 50 歲更要每週加強重訓

　　昨天進行了特別為 50 歲以上和完全無運動基礎同學開的基礎重訓實體課程。

　　這堂課程我覺得真的很有意義，謝謝馬力歐教練特別研發了全身都均衡練到的基礎重訓課程，動作簡單但卻非常有效，這套動作研發時，教練還特別找了 60 歲以上沒有運動基礎的女性朋友來試做，確定 OK 有效的。人一旦過了 50 歲了比年輕時更迫切需要肌力，但重訓大部分都是針對年輕人，這樣的重訓課表只要每週在家練習一次，就可以不用被漸漸流失的肌力限制住行動，而失去好好生活的品質（這套課程會在本系列第三本書中詳細介紹）。

　　看了昨天首次課程的側拍照，哈，發現大家上課時好快樂。對了！這就是運動時要保持的心情：）昨天我跟著做了六成，沒想到練重訓那麼久的我今天肌肉也有感耶，教練果真是厲害！謝謝啊:)

**複習一下：**
**運動時十分重要的事就是「自覺」**

　　知道自己正在做什麼，做了之後有什麼樣的感覺？身體是喜歡的嗎？還

是只是因為別人這樣說就跟著這樣做？重訓時專心感受身體，哪些肌肉正在做著超越平常的負荷？重訓後肌肉酸痛的程度是身體正在哀嚎的叫聲，也是下次重訓時的參考，太重了嗎？次數太多了嗎？還是太輕了？重訓後的肌肉要有點酸痛，但不至於影響正常生活這樣是最好的。如果完全沒有感覺，表示次數和組數要再增加了。

**重訓是破壞**

　　破壞後的重建需要好的營養補充，而吃對的第一步就是懂營養成分，知道自己在吃什麼，如何吃均衡。

---

### 馮云春暖花開脫脂術 **Day7** │日誌│

● **飲食原則**：因為要重訓課所以就一般正常的 80% 飽。

● **脫脂運動**：下午和大家一起在家基礎重訓動作 60 分鐘。

● **變瘦睡眠**：22:00 就寢，6:30 起床，睡很沉，做了些很好的美夢。

**1** 課程會希望每個人都能成為自己的身體教練，但能上課能開課的時間真的很有限，所以在本系列第三本書中會詳細介紹課程內容與重點。

**2** 動作雖然簡單（而且要慢慢做），但做了肌肉一樣會有感。重訓就應該如此！

**3** 常利用零碎小時間來拉筋或做重訓，這是上課前等待的時光。

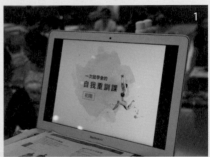

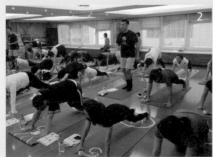

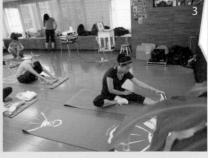

▼ **早餐：**低升糖 hoho 麵包一片，鴨油煎培根，炒青菜，一個煎蛋，一碗青菜肉捲百合湯。

**中餐外食：**川燙蝦子，滷牛肉滷蛋，確定沒有加糖的泡菜，我不吃這間店的熱炒，因為他們用化學精煉沙拉油炒菜。

做完重訓後：立即補充兩小塊低升糖乳酪蛋糕，好好吃！

**晚餐：**和九一起吃了一尾鯖仔魚一夜干（用椰子油煎），整條酥脆都吃光光。哈！

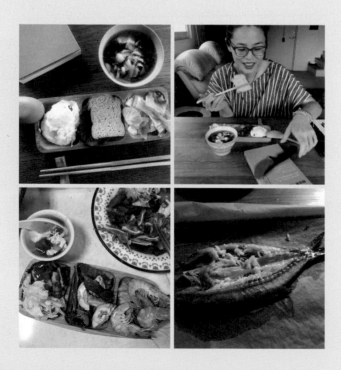

Day **8** | ## 重訓和有氧運動創造出來的體型很不一樣

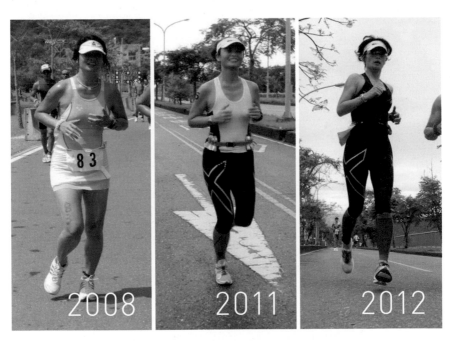

▲ 馮云三張當年參加鐵人賽時的帥照,看得出來 2012 年的身形與體態和以前不一樣了, 這都是拜重量訓練之賜。不論是有沒有參加比賽,每個人至少一週要有一次重量訓練, 如果恢復的快、身體狀況允許,最好每週兩次唷!

**複習一下：**

## 重量訓練來加強肌肉力量美化線條

脂肪和肌肉是不會互轉的，就像肝和胃不能互換一樣。雖然減肥的人都想要把脂肪脫掉，但脂肪對身體來說是有必要的，除了可以供給我們長期穩定的能量外，也是我們內分泌的一員大將，所以不能太少，當然太多也不好，剛剛好最好。肌肉是我們行為力量的來源，幫助我們的骨骼脊椎更穩定，讓我們在運動（或活動）時不容易受傷，有保護的功能，還有美化姿態與體態線條的附加價值。

## 重訓的重點在之後

重訓後會有某些肌肉特別痠痛，這就表示有效了，有的人還會水腫、體重暫時有些增加……這些都是正常的，因為重量訓練對身體來說是種破壞，給好的營養和充足的休息幫助身體重建，就像房子重新裝潢一樣，重訓就是拆除打掉，所以在重量訓練之後的恢復重建才是這運動的重點，可多泡澡、按摩、拉筋伸展、補充蛋白質好油脂，幫助身體的「重新裝潢」。

## 馮云春暖花開脫脂術 **Day8** │日誌│

- **飲食原則：**最多八分飽，已經戒糖三個月以上的人可以試試將食量降到六成，如果會影響睡眠就不要。

- **脫脂運動：**重訓 70 分鐘，手臂 2 種 × 5 次，腹肌 2 種 × 4 次，背肌 1 種 × 5 次；下半身 2 種 × 6 次。

- **變瘦睡眠：**21:30 就寢，6:30 起床，又是一天睡眠很好的日子，謝謝自己的努力。

**1** 這天早上去逛了菜市場，三餐都有好料可以自己來煮。

**2** **早餐：**吃了野生的海釣石斑魚湯、一大盤宜蘭小農菜，餐後手沖咖啡88cc＋1/4塊低升糖巧克力布朗尼（這是油脂唷）＋無糖會甜的低升糖奶油乳酪醬。

**3** **中餐：**自己陽台種的蔥花炒鴨蛋＋野生海瓜子＋鵝油蒜炒芥蘭。

**4** **晚餐：**一碗自己煮的野生山藥黑毛豬排骨湯＋日本百合五片＋一小把青菜。

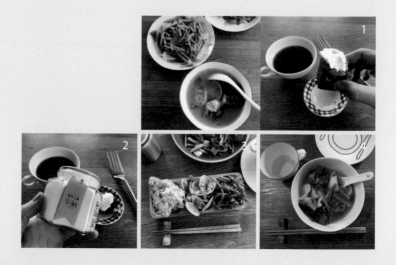

# Day 9 如果可以，開始漸增運動量了

很多人問我女生生理期是不是可以運動？以前在做艱辛的鐵人訓練時，為了達成速度目標上得獎台時，生理期時，課表強度會降低 30%-40％的時間和強度，生理期過後再把運動強度拉回來（因為聽教練說生理期訓練研究顯示效果不好）。現在不參加比賽的我，生理期第一、二天則選擇運動全停，讓身體好好休息，有更多能量來排毒。

生理週，就將減肥專注在飲食睡眠，生理期過後，天氣也熱了起來，就可以開始「漸漸」把運動量拉高。注意！要漸漸拉高拉長唷！下一週再持續慢慢增量增強度就好，急了傷身的，要有計畫的、優雅的、按部就班的運動。

## 複習一下：

### 週日傍晚就先設定這一週的運動計畫

設定了計畫就會比較容易做到，我週日就會計畫要隔天一大早週一先去跑森林再去上班，因為這周末做了兩天重訓，週一去山裡輕鬆跑一跑，可以幫助放鬆恢復。早上 10:00 小狗送洗澡，然後 10:30 公司開創意會議，因為已經有事先計畫了，所以週日下午就會事先燉好排骨湯，切好洗好青

菜，晚上九點多上床睡覺，清晨 6:30 自然醒，煮早餐吃早餐，幫小狗做的早餐牠們秒速吃完。換衣服，7:20 出門，到山上 8:15 開跑，9:20 結束開車回家接小狗去洗澡，到公司 10:30 剛剛好可以準時開會，神清氣爽。這就是事先有計畫的好處！

### 戶外有芬多精和陽光的運動，一週能有一次真的超好

陽光是很重要的營養，最好的吸收陽光方式就是去森林裡用皮膚吸收而不塗化學防曬品。戶外運動不僅有陽光芬多精、益生菌的滋養外，還有機會接地氣、排髒電，一舉多得！台灣又近山，真的很建議大家一週至少安排一次去山裡運動的計畫，如果一開始肌力和跑越野技巧還不夠，可以先用攀爬和散步方式也很好，不貪心。

### 有氧運動加強心肺功能和減脂

今天的森林跑運動，上山時比較多肌力運動，下山時就比較多有氧跑（不喘）。有氧運動可以訓練到心肺、加強氣血循環，因此可以幫助減脂肪的速度。

### 要瘦得漂亮一定要運動

心要靜、身體要動才會均衡，一起加油吧！把運動課表列出來就是幫助身體好好運動的開始。

## 馮云春暖花開脫脂術 Day9 │日誌│

- **飲食原則：** 因為早起又運動於是早餐吃了兩餐，每次少量多餐，不想吃的時候就跳餐不吃。

- **脫脂運動：** 森林慢慢爬＋跑一小時。

- **變瘦睡眠：** 21:30 就寢，6:30 起床，感謝宇宙又是一夜好眠。

**1** 今日的春暖花開減肥餐（體重脂肪繼續降低）

**6:50 第一餐早餐：** 事先燉煮好的排骨湯，要吃時丟入新鮮百合與青菜。

**10:30 運動後早午餐：** 低升糖 hoho 麵包薑黃口味兩片＋綜合堅果＋半盒水煮魚罐頭。這牌是我第一次吃，吃起來不能算是美味，但是一項方便健康的蛋白質食物選擇，買食品要注意看標示，上面寫了只有魚和鹽，就可以試試合不合口味，好不好吃。

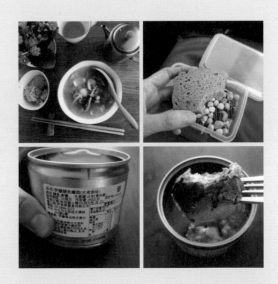

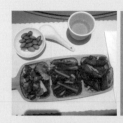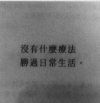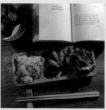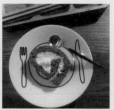

**2** 沒有什麼勝過日常生活！這也是為何春暖花開要 21 天來養成新的日常生活習慣！一起繼續加油囉！

**中餐吃中式餐廳**：豬油煎肥腸，我們偶而需要吃些動物內臟，讓營養更多元。我只吃了 80% 的照片中的食物，看來是早午餐太有能量。

**晚餐**：自煮三菜，其中兩個以蛋白質為主的食物（蛋和小卷），一小坨椰子油炒青菜。晚餐後因為很想吃甜點就吃了低升糖的奶油辣木葉乳酪捲。這種低升糖甜點雖然沒加蔗糖低升糖，但是是甜蜜蜜的呦～晚上來一片因為無蔗糖所以不擔心會胖，減肥中還可以吃甜點覺得很幸福～重點是又好吃：）身形開始縮小囉！

**3** 前一天就準備好早餐的材料，早餐變成 10 分鐘就可上桌，然後節省下來的時間，去森林跑（或是運動）再去上班是一個又好又讓自己更有精氣神的選擇。

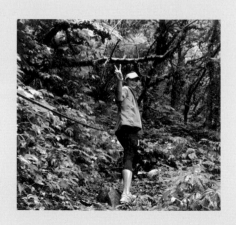

## Day 10 外食一樣可以輕鬆吃得很均衡

從三月初開始一直到六月，這三個月我每週二都需要去上一整天的精油理論課，一天八小時課程聽下來，很多化學分子很多療效和案例……用好多腦力，再加上教室今天幾乎都沒開窗，一天幾十個人在同一間教室裡，發生了頭痛欲裂狀況。從中午一直忍耐到傍晚回家，回到家已經全身發寒顫痛到哭出來了，緊急塗了各種可以緩解頭痛的精油，泡了澡、拔了罐，老公幫忙做了頭部按摩……，最後再用了瑞士水洗法的無咖啡因咖啡灌腸，才解除了讓我快要炸開來的頭痛。

很喜歡學習的過程和結果，就像身體喜歡吃營養的食物一樣的喜歡，但學習的環境還是要十分注意，下次我決定：

1. 坐在可以控制開窗的位置
2. 穿防冷氣直吹的大外套
3. 向老師反應

每個人都要好好保護自己的身體，讓身體得到最好的食物與生活環境。

**複習一下：**

**越吃越瘦的外食要怎選？**

捨去麵飯主餐類，如果是中式餐廳，可單點肉類或是蛋類的料理，如果點肥肉的料理是最好的，因為也兼具了好油脂。西餐廳可以點油花比較多的排餐和小份沙拉（夏天才可以少少吃點生菜），根莖類和青菜都是屬於醣類要吃但要少吃，沙拉醬要注意 99% 都加了糖或蜂蜜的，若是你有牙周病或是胃病這些要復原的，可以叫油醋醬比較安全，或淋上自己帶的油加點鹽也不錯吃。

**清楚你吃的油是不是好油**

我去一家新餐廳都會問一下料理用油是什麼，豬油、牛油、雞油之類的動物油 OK，棕櫚油、椰子油、玄米油 OK，西式餐廳很多會用橄欖油也 OK（不要點太高溫的料理），其他油脂建議避開（沙拉油都是精煉過的化學油），因為壞油會造成阻塞（像瀝青一樣卡在膽），這也是瘦不下來的原因之一唷。

**隨身帶一些方便吃的油脂蛋白質方便食**

我常會帶著低升糖 hoho 麵包或甜點，因為這些無糖無麵粉，油脂和蛋白質含量高，不吃主食沒有飽足感的時候，可以拿來代替主食，增加一餐油脂食用比例。不喜歡烘焙品的話也可以帶沒有添加的純橄欖油漬魚罐頭，因為捨棄掉外食餐廳的米飯和麵包，可能油質蛋白質會不夠，也可能會吃不飽。一旦油脂蛋白質量吃夠了，就不會再想吃糖了，當然也要注意

**（生病了的）馮云春暖花開脫脂術 Day10** │日誌│

- **飲食原則：**早餐正常，中餐外食吃少少，晚餐喝了大骨湯加一顆雞蛋。

- **脫脂運動：**泡澡按摩伸展一小時

- **變瘦睡眠：**晚上因為有點頭痛不舒服，於是做了無咖啡因咖啡灌腸來緩解，卻沒想到對我還是會有太清醒的副作用，到半夜 2:00 才睡著，7:30 起床。

- **優化方法：**下次晚上可改用洋甘菊茶來灌腸。

油脂不要過量，任何東西過量都不好。

**烹飪可用油：● 椰子油、鴨油、鵝油（可大火）**

**● 冷壓有機橄欖油（只能中火低溫）**

Omage-3、Omage-6、Omage-9 植物油們，這些植物油就冷食不可以加熱食用囉。Omage-3、Omage-6、Omage-9 都含有的：南瓜籽油、沙棘果、月見草、紫蘇油、印加果油、大麻籽油等輪流吃。會吃也會用來護膚的如沙棘果油（出現任何問題肌膚時這油都可以處理）、冷壓初榨有機芝麻油（排毒做頭皮療癒時用）、月見草油（婦科保養與出現問題肌膚時可用）、橄欖油（萬用好油，因為市面上很多混摻劣質品，要注意選擇）。

注意好油都一定要用玻璃瓶裝唷，好油會吸附塑化劑，雖然價錢比較便宜，但塑膠瓶的油吃久了用久了會生病，很划不來的，不要吃（毒）啊。

**1** **很豐富的自己煮早餐：**山藥排骨湯，趁對香菜嚴重過敏的尤還在睡，加了一大把香菜來吃。

**2** **中餐：**已經習慣帶著美美又輕的竹子餐盤來減肥了，不僅能用來測量份量，也有讓自己吃東西更慢的效果（因為覺得尤不會跟我搶就會自然慢食）。今天不那麼想吃，只吃了照片中的80%，要減肥就是不想吃就不要吃。

**3** 晚餐不餓，跳餐

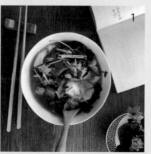
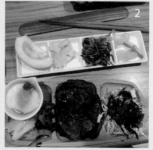

| Day ⑪ | 想纖細多伸展，多伸展變纖細 |

要回春，要健美，要減肥，要有彈性心情愉快，每天都要伸展才行唷！

**複習一下：**

**每天都按摩拉筋伸展**

　　拉筋伸展對於瘦身十分重要；重訓是把肌肉練得更緊實、心靈鍛鍊得更積極，而按摩拉筋伸展就是幫助緊繃的身體放鬆、心靈變柔軟。有緊就一定要有鬆，才能更有彈性，整體才會一起提升。

**拉筋和伸展可以隨時做**

　　專心工作 25 分鐘後休息 5 分鐘是最有效率的工作模式，也比較不會累與疲乏。5 分鐘的休息時間裡，很推薦做幾個伸展拉筋的動作，這樣可讓工作內容更有創造力！平常日常生活中，等車、等船、等紅綠燈、等飛機精神或心情不好時，這些幾分鐘的零碎時間，停掉滑手機的習慣改成拉筋伸展，不知不覺就可以每天有 30 分鐘的拉筋伸展，可讓身心靈放鬆，而且身材也可以變好。

**先按摩泡澡再拉筋伸展，效果加倍好**

　　先用加了精油的植物油有自覺的按摩自己全身，按摩時專注呼吸、放

鬆、感受精油和身體對話。按摩完泡熱水澡，讓精油藉由熱而加強吸收效果，身體鬆了熱了，這時來做全身的伸展拉筋則可以事倍功半唷！如果沒有浴缸，按摩完直接拉筋伸展效果也很讚！

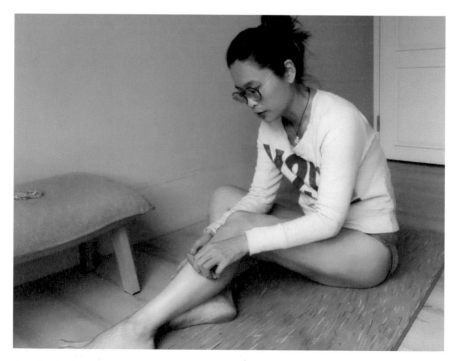

▲ 每天都幫自己塗油按摩幫助筋膜放鬆，對瘦身回春是非常必要的事情。

## 馮云春暖花開脫脂術 **Day11** │日誌│

- **飲食原則：** 三餐刻意降低到秋冬時的 90％食量，沒飽感也不讓自己餓。
- **脫脂運動：** 精油按摩泡澡和伸展 1.5 小時。
- **變瘦睡眠：** 22:00 就寢，6:30 起床。

**1** **今日減肥脫脂肪三餐：**
今日每一餐都守住了蛋白質＋油脂 60％ 以上，蔬菜快慢醣 20％ 以下，用三格小餐盤的好處是清楚自己每一餐的分量。慢慢吃完感覺一下，是不是夠了？若還是想再多一點就加一點。這個餐盤像是一個小分號功能，是很棒的減肥工具。

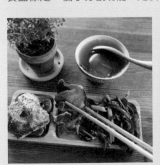 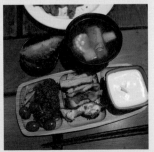

| Day 12 | 壓抑卡住情緒都會讓人肥 |
|---|---|

你進行得如何了呢？一晃眼已經第十二天了呢。

提醒大家，如果想要在短時間樣樣做到完美，這樣會給自己太大的壓力唷，太過積極的全面改變反而會導致太多痛苦，每一項生活的改變都是痛苦的成長！

所以也可以選一項來改變就好，譬如漸漸變成「戒糖少醣低升糖飲食習慣者」，我認為光是這樣就成功了！習慣新的減肥飲食後，也開始出現喜歡與信任感了，再來開始學習列運動課表，開始一步步均衡的運動生活，總之，一步一步按部就班地來改變，只要開始，就值得給自己大喝彩！

成功的關鍵是一次做出一項改變，選擇那個對你最容易執行成功的項目開始，貫徹執行。今天我們要來複習一下前面講的「心：情緒」。雖然心的影響力超大，但因為我們看不見情緒，就很容易認為心的感受與情緒的存在不那麼實際，但心的力量很大，一沒處理好，就不可能好好吃飯，也無法好好睡覺，就連運動也會感覺舉步維艱出問題。所以要回春減肥過好生活，一定要隨時學會好好「侍奉」情緒的技術才行。

**正面說出我正在生氣了**

情緒是我們的守衛者，是我們最親密的好夥伴之一，但壞情緒來的時候

我們會因為想符合好好先生小姐的樣貌，而認為自己不應該生氣，不應該討厭，不應該哭，不應該難過……，那個想要迎合外在世界的大腦，會常常因為不重要的外人而壓抑我們最親密重要的夥伴「情緒守衛者」，要它閉嘴，認為它是錯的，但情緒被壓抑多了久了，就變成肥胖與疾病。

**為自己而去正面溝通**

有了情緒＝心給的訊號。就像手碰到火會痛，這是小宇宙要我們下次避免的訊號。所以當你對別人、對環境、對食物有了壞情緒時，要懂得選擇避開；若是避不開的人事物，請學習做溝通，去跟對方說（同時也是跟自己說）自己的壞情緒是怎麼來的，詢問對方是否能為你調整，而不是勒令別人為你做出改變，或是跟第三人說嘴抱怨，當面清楚的表達，有禮貌、會尊重別人的人都會為你調整的，鼓起勇氣講出心裡的感覺吧。

---

### 馮云春暖花開脫脂術 Day12 ｜日誌｜

- **飲食原則**：健康檢查早餐禁食。因為一整個早上在做健康檢查，健檢又是在地下室，所以發現能量耗損很快，午晚餐量不減吃八分飽。

- **脫脂運動**：今天健康檢查早上不能喝水吃東西，所以暫停運動一天，休息。

- **變瘦睡眠**：22:00 就寢，6:00 起床，明早預計戶外跑曬太陽。

**1　早餐：** 今天健康檢查所以早餐禁食禁水。隨身帶著低升糖薑黃 hoho 麵包和低升糖無糖巧克力奶油捲還有巧克力布朗尼（好多呦），準備一檢查完就可以吃。不出所料，健檢中心的早餐除了無糖豆漿，全是糖。

**2　午餐：** 中午去喜愛的餐廳大吃一頓。羊排＋鴨油薯條＋沙拉＋豬肉凍，飯後去附近吃了一碗無糖豆漿豆花。

**3　晚餐：** 晚餐有餓感，我和尢都非常累，我猜是我們一整個早上被關在地下室不透風的健檢中心能量耗損的關係，所以自炒了大盤青菜＋大盤蛤蠣炒蛋和一個大蓮霧（哈，這餐的醣有點超量了）。

**空氣不流通的環境真的好傷身啊～～**

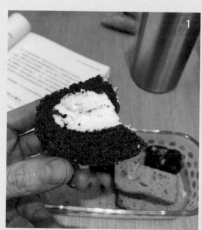
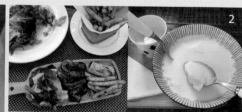
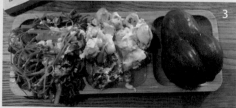

# Day 13 | 給自己一些框框

給自己一些小框框來幫助脫脂肪的效率變得很好，也能減少壓力。今天就來和大家分享減肥時可以幫自己設定的有用「框框」吧，善用框框來幫助自己，會讓實際執行容易些呦～

## 用一個比平常小了一號的餐盤

將每一餐的三大營養用一個餐盤做大致的分類，可一目了然醣、蛋白質、油脂的比例，不僅可以框住量，還可以想想餐盤裡的營養比例 OK 嗎？種類夠不夠？份量也能調整到最適合自己的份量。

若和別人一起共食菜肉，容易會出現「搶」食的原始慾望，就會不自覺吃多了些，搶食過程也會被別人影響自己想要慢食的速度。如果對方吃比我快，也會自然想跟著快吃，很容易在這種不知覺中超量，超量後身體會因吃太快太多而不舒適，若是能用自己專屬小餐盤來框框食物量，不僅

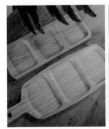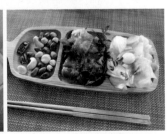

▲ 我用這兩款竹製分隔餐盤（沒手把比較小一點）

有著度量衡，還有「這盤中全是我的，可以慢慢吃」的莫名安心感，而且竹製餐盤外帶很輕不會摔破，清潔也方便，是降低食量的好幫手。

## 用 20 分鐘來框框慢慢吃

從食物第一口開始吃的 20 分鐘後，大約是身體會產生回饋給我們大腦的時間，也就是說吃了 20 分鐘我們才會感覺飽或還需要更多的食物，所以可以設定一個吃 20 分鐘的框框給自己，甚至可以設定手機鬧鐘，20 分鐘後，感受一下，問自己夠了嗎？如果夠了就停了，不夠再多吃一些，如果是要瘦身，吃到 7 分飽，正常時吃到 8 分飽，不要過飽，身體負擔會過大，營養也會過剩，不容易瘦下來。

## 用一週運動課表來框框均衡運動量

每週日用 10-20 分鐘的時間，先將自己一週的運動計劃排好，重訓、有氧、拉筋伸展各安排何時做？做多久？在哪做？事先有了運動規劃框框出來，執行起來會容易很多。如何安排自己的運動課表可看第 218 頁「安排『專屬自己』的運動課表」。

## 用鬧鐘來框框運動睡覺工作的時間

要減肥，建議運動要用時間來計算，不要用速度和里程數做課表的計算標準，尤其像是跑步單車游泳這一類有氧運動。因為想減肥降脂肪要在有氧區間運動是最有效率的，也就是維持在不喘、心跳感覺比平常快，會小流汗的狀況最好。所以若是用里程數或速度來計算，會很容易就跑太快超過有氧區間，反而過度消耗變成發炎狀況，對於減肥回春是沒有助益的。

不只是運動，上床睡覺時間也建議可以設定一個鬧鐘，晚上9點提醒自己要準備安靜，進入睡眠前置準備，10點有睏意了上床。工作則是建議大家設定30分鐘報時一次，報時的時候休息5分鐘，這是最有效率的工作模式也比較不容易累。

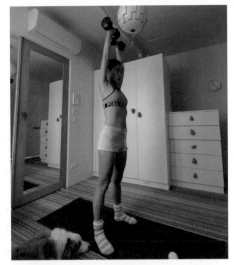

▲ 設定框框給自己，實踐起來會比較輕鬆。照著做就好！一起加油！

## 馮云春暖花開脫脂術 Day13 │日誌│

- **飲食原則：**好油脂多多＋蛋白質吃很夠＋慢醣15%＋快糖5%以下。

- **脫脂運動：**朝陽下有氧慢跑40分鐘，有曬太陽（營養）、有流汗（排毒）。

- **變瘦睡眠：**22:00就寢，6:00起床，明早預計森林越野跑60分鐘＋下午重量訓練課60分鐘。

▼ 蛋白質油脂吃到夠，減醣到 20% 以下，餐餐有新鮮的蔬果。餐餐如此，狀況好就整體將飲食下降，重點是均衡下降。

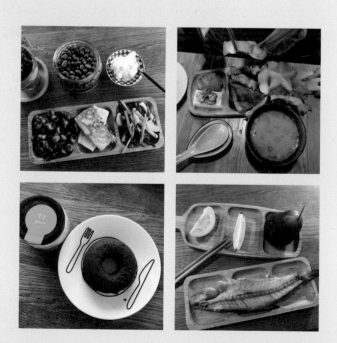

## Day 14 | 不要用餓來瘦身

　　啊～大滿檔的一天！早上煮早餐、越野跑，中午煮中餐、下午重訓課，晚上參加精油新書簽名會⋯⋯行程滿滿的一個假日：）但精神好好很開心！

　　今天我們要再次提醒一次「千萬不要用餓來瘦身」，餓自己不會真瘦啦，就像強求來的愛情不會是真愛一樣！

**複習一下：**

### 餓自己的減肥只有短期效果

　　餓自己＝虐殺自己。雖然可能會有短暫體重下降的狀況，一多吃就會復胖，還可能比原來更胖，若是一直吃很少，長期也會因為營養不良而傷害健康，真的很危險，不要這樣虐待身體啦！

### 要健康減肥要先做到飲食均衡

　　「減醣」就能瘦很多，不用大減量，然後減醣後務必加「好油＋好蛋白質」的減肥基礎飲食法。基礎就是最重要的啊！看過不少人減了快醣（米飯白麵蜂蜜水果⋯⋯），有加蛋白質，但「好油脂」卻不夠甚至沒有，這樣不僅容易餓，營養也會失衡，一失衡生活就不容易美起來了。

### 各種肉類和油脂都要輪流吃才會瘦

　　「一餐若吃到 40 種不同的食物種類就怎麼吃都不會胖」，這是我很久以

前聽過一位營養師說的，直到現在還是覺得很有道理。人是雜食動物，各種食物的營養越豐富越容易均衡。雖然一餐吃到 40 種食材，你會覺得是慈禧太后才有辦法餐餐這樣吃，但可以將這樣的概念放在自己口袋裡盡量多元化的食，盡量多吃不同的油脂、蛋白質、醣類，各式各樣新鮮大葉蔬菜也盡量餐餐攝取，才能健康真正瘦下來美出來，而且不容易復胖。

**吃多少才是我的減肥餐？**

「你餓不餓？」就是你減肥餐量的指標；餓了就表示營養不夠，要給營養，不餓才可以不吃或少吃。春天是最好的減肥天，就是因為天氣轉熱，身體常常自然覺得不會太餓，身體不餓才可以不吃，這樣才會瘦得健康美麗。用餓來瘦的樣貌不好看之外，也會讓情緒變差。

### 馮云春暖花開脫脂術 Day14　│日誌│

- **飲食原則**：品質好但量不多的「油脂＋蛋白質」75%＋蔬菜慢醣 20% 以下。

- **脫脂運動**：今天運動增多！早上森林越野跑 1.5 小時＋下午上半身重訓 1 小時。

- **變瘦睡眠**：23:30 就寢，8:00 起床（唉……晚上參加了活動就會晚睡，以後避免）。

**1** 今天又是個 10 分鐘做好的早餐：前一天燉好的排骨湯，油脂蛋白質含量夠，跑完也不感覺餓。

**2** 早上森林越野跑，陽光空氣植物香和運動……幸福啊！

**3** 跑完有點趕做的午餐：
1. 烤午仔魚一夜干（超好吃！烤箱 240 度烤 23 分鐘，整條酥酥可以連頭連皮一起吃下去） 2. 煎豆腐三小塊 3. 一塊低升糖重乳酪蛋糕 4. 豬油大蒜炒青菜＋尢自己炒（配啥都好吃）的花生數顆

**4** 今天有重訓講座，和大家一起重訓都會特別開心有能量，謝謝你們。

**5** 重訓完的營養補充，今天我只吃了一片低升糖 hoho 麵包，竟然完全不餓，我猜是油脂食物能量高＋天氣熱的雙重影響。

**6** 重訓課完，去陌生區域找餐廳吃晚餐，去到第四家終於找到一間是用豬油不用沙拉油、號稱五十年的台灣小吃店，但第一口嘴邊肉就嚇得我不敢繼續吃了 >< 腥臭到無法入口。晚餐幾乎沒吃，但還好神奇的是不太餓。九點回家時，一直沒有餓的感覺（可能天氣真的熱了）。

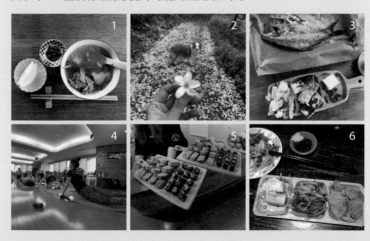

Day **15**　　　　　　　　　　　　**試試做一次 10 分鐘就可以料理好的早餐**

要吃好變美變瘦回春，自己準備食物是一定要會的基礎生存技能之一唷。第 172 頁有分享過 10 分鐘自煮早餐，你試過了嗎？如果還沒有今天練習試試看吧！

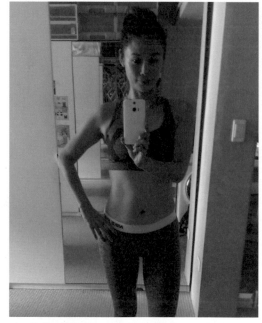

▲ 養成習慣幫自己拍些照片，既便現在身材不是理想中的，也可以當作以後參考唷！天氣熱了，食物量也漸漸自然減少……這是宇宙的定則，好好利用！

**1** **中餐**：新拜訪一間可點日本料理店餐點的咖啡店吃中餐，尤和我兩人都不餓所以吃少少，分食碳烤一份牛小排和生菜，一壺無咖啡因的洋甘菊茶。下午吃了一小把花生當點心。

**2** **晚餐**：晚上不到 6:00 就餓，自己煎法式低升糖 hoho 麵包，兩片（一片厚約 1.3cm），煎完剩下的油炒一小把青菜。

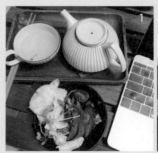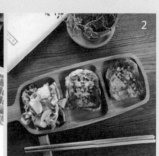

### 馮云春暖花開脫脂術 Day15 ｜日誌｜

- **飲食原則**：今天天氣熱呼呼，起床不餓，於是早餐跳餐，小斷食 15 個小時幫助身體燃燒脂肪工程進行。食量試試看降低為原份量的 70%。

- **脫脂運動**：昨天運動量較多，今天按摩泡澡伸展，幫助恢復。

- **變瘦睡眠**：22:00 就寢，6:00 起床。

| Day **16** | 動起來動起來動起來! |

　　天氣熱起來了,身體不餓就可以試試看跳餐,幫助身體進行燒脂肪工程,這時候可以好好把握,就像風來了要揚起帆,速度特別快,趁勢減脂最好的時機!不餓就降低食量或跳餐不吃,讓身體用掉脂肪,但若是餓還是要吃到不餓唷(但不要飽,過飽就更不要啦)!

**複習一下:**

### 減重最快的方法就是慢

　　運動要從暖身開始,過了寒冷的冬眠期,春天開始運動也是一步一步拉高量和強度,才是減肥不傷身的方法唷!不論是重訓加時間、加重量或是有氧運動,連伸展拉筋都

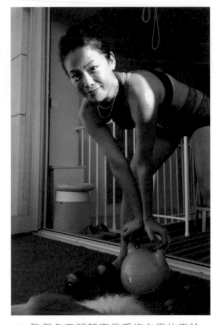

▲ 整個冬天都荒廢幾乎沒在甩的壺鈴,今早開始甩壺鈴加強燃脂,五組╳20下,果然是強度強強滾,一下子就滿身大汗。

是一樣的，慢慢增加量，重訓動作盡量慢，這可以讓效能發揮到最好。

**用少量多餐來增加運動總量**

　　這週運動量刻意安排持續拉高，預定一週至少 5 天約 7 小時的運動量，不過每次運動的時間都不會太長，以免耗損過多精氣神，會影響到工作效能與日常生活。重訓在 30-60 分鐘內，有氧運動不超過 2 小時，拉筋伸展不限。每天課表吃完後感覺一下，若是一切都還不錯，再慢慢的增量。少量多餐，不僅用在飲食，運動也是一樣唷！

---

### 馮云春暖花開脫脂術 **Day16** │日誌│

- **飲食原則**：天氣熱感覺不太餓，進食量降低為原來的 70%。

- **脫脂運動**：重訓 1 小時。

- **變瘦睡眠**：22:00 就寢，6:00 起床。睡好好，謝謝宇宙恩賜：）

---

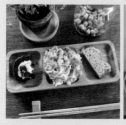 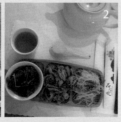

**1　早餐**：橄欖油番茄炒鴨蛋＋原味 hoho 半片＋巧克力奶油捲半片。早上重訓後的早午餐，10 分鐘料理好，不飽也不餓，分量剛剛好。

**2　中餐**：是用鵝油烹調的中國菜，牛肉湯＋蒜泥白肉＋醋溜白菜心刀工菜，好好吃。
　　**晚餐**：不餓跳餐。

Day **17**　　　　　　　　　　　　**習慣非一成不變而是持續改變**

　　進入第 17 天囉！有沒什麼變化呢？開始計畫斷糖？蛋白質和油脂增加了？慢慢開始運動了嗎？運動過多的朋友多加了休息的課表了嗎？我們要學習的就是給我們這一生最親密的夥伴「身體」那些「對的」支持！

**複習一下：**

**體重真的不太重要，身形健康比較重要！**

　　我們若是增加肌肉（譬如重訓比較多）體重反而會變重，一切都還是以身形有沒有越變越緊實變年輕變 Fit 為主（這才是我們真的的目標）。

**均衡營養和運動就這麼簡單**

　　這本書看到這裡如果能讓你有了「新的瘦身觀念」取代了「舊的虐身觀念」，就再棒也不過了，更棒的是做好每天可以持續的計畫，一步一步踏實做，慢慢就會感覺越來越好、越來越喜愛自己。讓你回你原來該有的平衡美麗樣貌，這種感覺真的很棒。

1 **早餐：**昨天燉好的排骨湯，早上加入一把青菜和百合＋一小碗奶油乳酪起司。

今天又是一整天和同學悶在一起的八小時精油課，中午需要外食，提醒自己下課時多多去窗外大口呼吸新鮮空氣才好。

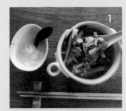

2 **午餐：**今天刻意選了一間有戶外座位的餐廳吃中餐發現舒服多了。流通的空氣非常重要，不僅可以增加氣的能量，也不容易傳染疾病。（寫這本書的時候全世界正在武漢肺炎大爆發，希望你看到這裡時，武漢肺炎這世紀瘟疫已經平息了）。

這餐刻意捨棄外食的麵包，改成自己帶的低升糖 hoho 麵包和無糖無麵粉的低升糖巧克力布朗尼甜點，餐廳的手沖咖啡只喝半杯。

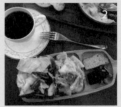

3 **晚餐：**緊接著去參加一場電影首映會，去了一間沒去過的新餐廳點了一個兩人份前菜（因為沒有一個人的餐點可以選）。哈，幸運的有戶外座位外，還挺好吃的，有十幾種食物，只吃了 1/3 不到，其他打包帶走。

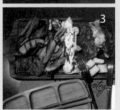

## 馮云春暖花開脫脂術 Day17 ｜日誌｜

● **飲食原則：**把身體感受放在最前面，餓了吃、不餓不食的斷糖慢醣好油好蛋飲食法。

● **脫脂運動：**今天工作太多所以全休息。

● **變瘦睡眠：**23:00 就寢，6:30 起床。晚上看了一部電影，腦子太興奮所以晚睡囉～要避免。

## Day 18 　　　　　　　　　　　　　加油！加油！加油！

　　春天變化好大，這種劇烈氣候變化也會對身體造成不小的影響。因為身體要緊急應變這些變化，所以這時更要多注意觀察身體，若有疲倦或是有快生病的感覺出現，就要調整飲食營養，要更多樣化，絕對不要餓到（健康比瘦身重要多了），水多喝，睡眠充足比運動更重要，讓身體有餘裕把能量水平拉高，才能得到真正健康美。

　　我們今天再次均衡飲食強調好油脂一定要均衡攝取。有人戒了糖變得很虛弱沒有精神或焦躁，才發現是沒有吃夠好油脂，還有人連蛋白質（肉魚蛋奶）也沒有增加，減了糖其他沒加量難怪沒力氣……，希望不是你。

**複習一下：**

**人腦有 60-70％是油脂**

　　油脂不夠整體運作就會卡住，身體超需要油脂的，多吃好油脂的好處多多，不僅皮膚會變好，不容易曬傷，便便也會更順暢，思緒也會更清醒。

**1 早餐：** 椰子油煎草飼牛漢堡排＋昨打包回來的雞肉烘蛋和烤南瓜一片＋用低升糖 hoho 麵包半片再淋上一些好油。

**2 中餐：** 早上開會用腦用到很餓，雖然如此還是很有理智的用小竹餐盤裝了適當的分量才開始吃飯，以免飢不擇食，悔不當初。煎豬排、烤雞肉、青醬魚肉……每餐選擇不同蛋白質唷！

**3 晚餐：** 奶油乳酪起司一小碗＋豬油炒大蒜青菜＋花生一小把＋低升糖巧克力布朗尼

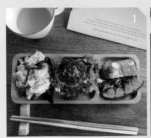 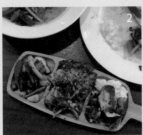 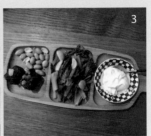

## 馮云春暖花開脫脂術 Day18 │日誌│

- **飲食原則：** 忽冷忽熱的春天讓今天特別累，中午感覺很餓。

- **脫脂運動：** 早上重訓 30 分鐘，胸推 5 組＋手臂蝴蝶袖 6 組，然後趕去開會。

- **變瘦睡眠：** 23:00 就寢，7:30 起床。晚上 11 點才睡對我來說太晚了，睡起來會有熬夜的感覺。

## Day 19　　按摩對於瘦身比你想像中的有用很多呦

第19天囉！我心想，到底有多少人跟著馮云一起春暖花開脫脂呢？不管你從哪一天開始，「用愛來幫助身體瘦身」，有了開始就是超越自己，加油！堅持下去！今天要跟大家分享是對減肥一個有效也重要的物理方法，就是——按摩。

**複習一下：**

### 按摩幫可以毒素垃圾排除

以前發現只要前一天去給芳療師或運動教練按摩的隔天，體重就會少掉一公斤，體脂肪也會下降，這其實就是表示身體有很多地方卡住，這也是按摩之所以可以瘦身的原因。人體是一張大網子，我們久坐久臥，只要七天沒有去處理，就會讓筋膜沾黏造成體液阻塞，而按摩就是我們「最好的」幫助身體把卡卡的沾黏與僵硬消除的方法。

固定姿勢過久，不論是睡覺、窩在沙發上、運動姿勢維持太久都會造成筋膜堵塞，落枕落背頭痛頭暈五十肩駝背等等都會來，這都和肌肉僵硬缺乏按摩脫不了關係，若是勤加按摩伸展拉筋，很多苦可以不用受的。

用按摩疏通後，可以幫助應該要排除的廢物除出，可增加身體代謝與身心柔軟度。

## 多久按一次

能每天按最完美，每三天至少自己按一次，如果有老公（老婆）可以按摩更好，如果超過七天都沒按，筋膜就開始沾黏，很多地方開始漸漸硬化，就會到處酸痛不舒服，一個月建議至少要去找一次專業師傅或芳療師來處理一些更細膩微小的肌肉筋膜沾黏，預防甚於治療。

## 用工具來協助

除了雙手之外，用工具按摩會比雙手更有效率，手按久了不僅容易疲累也有些地方按不進去，所以自己按摩用工具省力也更有效率，專業師傅們也常常會用工具來協助。

## 能用精油協助按摩將更好

精油是宇宙設計給植物來保護它們生存和繁衍後代用的，所以用精油按摩，比單純的按摩更多了一層對身體幫助，就像在太陽下跑步一樣，邊跑邊吸收太陽的能量營養。很多精油的成分可以幫助脫脂肪效果，像是葡萄柚可幫助降低食慾、消除水腫橘皮組織；大西洋雪松也有消除水腫橘皮組織、幫助水分代謝的助益；檸檬香桃木可促進脂肪代謝加速……，喜歡精油按摩的「同好」可以和你的芳療師洽詢你的體質適合哪些，春天這季節最適合減肥，除了飲食調整、運動加強，用按摩和幫助代謝的精油更是如虎添翼！

## 馮云春暖花開脫脂術 **Day19** │日誌│

- **飲食原則：**哎呀！今天中午趕著去和客戶視訊會議，忘記帶我的小竹餐盤，結果前菜沙拉疑似吃過量，血糖好像當掉了，下午頭昏昏。忽然覺得隨身有帶小竹餐盤很需要。

- **脫脂運動：**工作中間重訓手臂 15 分鐘＋按摩泡澡拉筋伸展 30 分鐘。

- **變瘦睡眠：**22:00 就寢，6:30 起床。我睡覺前喜歡用幾款幫助睡眠的精油（詳情見第 117 頁）混植物油來做按摩全身，超好睡，而且蚊子也比較不會來吵我。

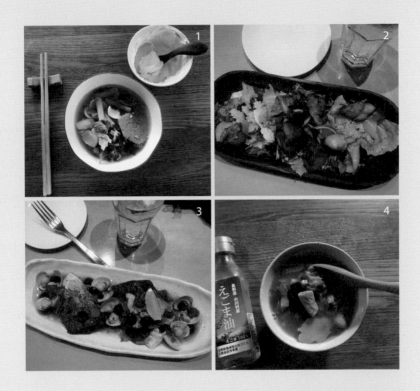

1　**早餐**：10 分鐘可完成的排骨湯＋青菜，一小碗奶油乳酪起司。

2　**中餐**：失控！前菜一盤吃光光，然後主菜吃不下，還不小心誤食了其中的鳳梨，果然下午就得了血糖震盪效果之頭昏。

3　中餐吃不下的烤鱸魚主菜，為了拉血糖上升速度，勉強吃了一半，感覺過飽……，哈，過去的失敗是為了成就未來的成功，這才驚覺小竹餐盤對我的大功用。

4　**晚餐**：很多豬大腸的四神湯很小碗，加入 5cc Omage-3 很多的植物油。

## Day 20 小標：Day 20 減肥就是學會對身體的臣服

　　這兩天刻意讓自己放鬆一些，因為前幾天一到下午整個人都有感覺到比平常累一些，按摩頭皮時也會發現一些莫名的刺痛，所以讓自己放鬆隨性些。做了假日早餐，到菜市場買了喜歡的菜和鮮花，整理了菜之後順手煮了中午要吃的排骨湯，假日放鬆大休息日，對減肥來說也是絕對有必要的課表唷！

### 身體隨時都等待著我們去問他

　　我們想要身體乖乖輕鬆變美變好看，無奈它卻一直往相反的方向發展；腦袋想戒糖卻一直忍不住狂吃糖，想運動卻感覺好累動不起來……，這時候就可以用一個好方法——問身體。

　　身體是和我們每個人這一生都綁在一起、最親密的好夥伴，死亡的時候就是我們分手的時刻，這一生好好和身體相處，保持溝通順暢，生活自然順暢，外型自然美麗又 fit。所以肥胖就是和身體溝通不良的症狀，給了一堆身體不要的，身體需要的反而沒給。你說我怎知道身體要什麼？除了可以用你認為「身心靈都很健康的達人的建議」去感受自己身體的反饋外，要知道身體的感受，可以直接問身體，因為每個人的身體就是我們專屬的宇宙超人（＝神）喔！

**用靈擺能量檢測來問**

除了問身體，用項鍊做能量檢測也是很棒的方法。精油、油膏、純露、植物油、食用油、茶、咖啡……，每款我用的東西都一定會先用項鍊做靈擺能量檢測，正轉的我才用，化妝品因為沒有純天然的，都有化學添加，我也會做能量檢測，如果沒有逆轉表示無害也無益，我也會使用。還有，只要是常吃的食物，像生活好好的低升糖 hoho 和甜點蛋糕，我每一批都會用味覺嗅覺感受來品管，同時用靈擺能量檢測，都是正轉唷，而且還轉得挺大圈的！以上看了文字還是霧煞煞或是不懂的，可以掃描 QRCode 參考影片唷！

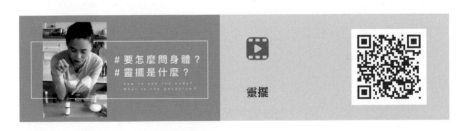

**也可以直接問身體**

有些人的靈擺不見得擺得動，我家尤就是無法使用靈擺檢測的人之一，這時候可以用 Part 4 第 221 頁分享過問身體的方法。

## 減肥就是學會對身體的臣服

　　身體為何不像我想要的那樣？原因很簡單，就是你還在學習臣服宇宙超人（＝神）的安排過程中。吃了對的組合、也以為做了運動，認為自己面面做到了，怎麼還是沒有變瘦變好？甚至於更胖？那就要再回頭檢視是哪個環節出問題了。前面很多人的餐盤組合裡面澱粉類感覺還是過高、油脂不夠……，說真得還真容易以為自己已經營養均衡吃得很健康了（哈，這是我以前犯過的錯誤之一），何不問問身體為何它所展現的樣貌不是這樣？這時候就可以用今天介紹的方式去問身體囉！加油，身心永遠比大腦誠實，它們沒理由說謊。也希望大家能和自己神聖的身心靈相處得越來越美好！

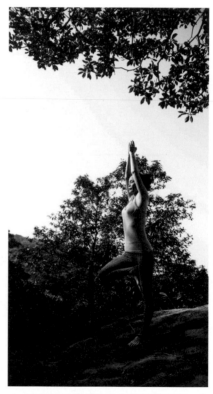

▲ 減肥就是學習對身體的臣服過程，身體帶有宇宙的大智慧，若是能以這樣的態度來瘦身減肥脫脂肪，會輕鬆舒適很多，就像順風揚帆一樣。

## 馮云春暖花開脫脂術 **Day20** │ 日誌 │

- **飲食原則**：特別餓的時候吃八分飽，一點點餓的時候吃六、七分飽，不餓就跳餐。
- **脫脂運動**：按摩泡澡拉筋伸展 1.5 小時。
- **變瘦睡眠**：22:30 就寢，7:00 才起床。

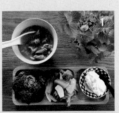

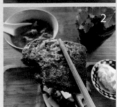

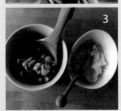

**1** 早餐：
1. 椰子油香煎在鮮奶油混蛋液裡睡了一夜的低升糖 hoho 吐司。
2. 四神湯一小碗加各種有機植物油 5cc，富含蛋白質和油脂。
3. 椰子油炒青菜和大蒜，屬於慢醣。
4. 奶油乳酪起司，含油脂和蛋白質。

**2** 肉桂 hoho 本身就有點甜味，是低升糖甜味，可以幫助消化也可以增加身體的火能量，重點是品質好的肉桂真得很香很好吃。

**3** 晚餐：啊！營養內容和早餐重複了（錯誤示範），小小碗四神湯＋奶克＋沒在鏡頭內的花生們。

Day **21**　　　　　　　　　　　　　　　**是開始不是結束**

在真實的人生裡，平凡無奇的日子所帶來的考驗，其實是在踏出
第一步之後才開始的，真正受到考驗的，是持續走下去的勇氣。
引自《被討厭的勇氣》

　21 天只是個（可能）能幫助你養成習慣的一個最基本的天數，我希望你已
經放下原來的執著，為了你的身心而願意去改變，那怕只是一點點都很棒！

---

### 馮云春暖花開脫脂術 **Day21**｜日誌｜

- **飲食原則**：遵循春夏脫脂肪期間之餓的時候吃八分飽，一點餓
  的時候吃六、七分飽，不餓就跳餐的基本原則。

- **脫脂運動**：重量訓練 70 分鐘＋全身從頭開始到腳底用自調減肥
  精油配方按摩泡澡後，拉筋伸展 30 分鐘。

- **變瘦睡眠**：22:30 就上床呼呼大睡了，竟然早上 8:00 才起床。轉
  身問盧魚老公，為何我們睡這麼晚？他說：「舒服啊！呵呵。」

1 **早餐：**很多豬腸的四神湯一小碗＋ 5cc 植物油＋椰子油煎兩顆有機雞蛋＋好不容易在市場上找到不那麼死甜有自然層次方位的一顆小蓮霧。蓮霧是糖，所以只能偶爾解饞吃一小顆。

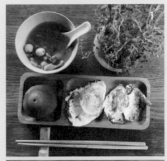

2 **中餐：**今天三餐都在家手作，排骨湯＋椰子油炒大力水手的波菜＋尢手工低溫鹽炒花生一小盤。

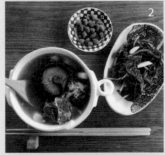

3 **晚餐：**椰子油炒小卷和高麗菜心＋低升糖 hoho 麵包肉桂口味加上一片厚厚的手工奶油＋幾顆小番茄和一小片芭樂。謝謝今天自己手作的晚餐好美，希望吃下去的我也變美眉。

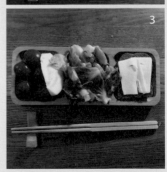

# 紙上談兵，
# 人生永遠不會有改變

「**你**一定是很有紀律的人呦。」
嗯，我不會用很有紀律來形容自己，我只是懂得要自律才能成為
一個好好生活著的人。

以前的我總覺得自己（很）不夠好，擔憂與匱乏常在內心盤旋此起彼落
的呼喊叫囂著，也因為內心深處總有個（填不滿的物質金錢）洞，所以
拼命把時間精力都花在事業上衝刺，加上耽溺在高強度運動上台得名的
快感，造成無覺察的過度飲食、過度運動、犧牲睡眠休息的壞壞生活過
久了，造成（本來就該要得的）各種大小身心病，後來在這些病痛的好
心「輔助」之下，漸漸懂得了去愛自己內心一直都在的小宇宙，為身心去
挑選各種好食，選擇在好的環境空間中生活，了解周邊的氣味對自己的影
響，去做身體喜歡的運動，想睡就去睡到飽，累了就不勉強工作倒是會勉
強自己去休息。

去愛自己才能成為有光有溫度帶著快樂能量的人，有了光的人才有溫度

去照顧其他人，任何問題都可以從改變自己來解決。從網路到實體講座課程中的種種互動，歷經了三、四年的時間，將這些心得彙整成書。晴天雨天下雪天颱風天旅行去到全世界，不論在何處，不論在何時，這些拋開我執全然臣服在身心小宇宙的生活方式，未來都將持續落實在我活著的每一時刻。

也希望你 #一起來

**每餐低升糖少醣均衡飲食**

**每天拉筋伸展**

**每天精油按摩泡澡**

**一天一次正念**

**一週至少一次重訓**

**一週至少一次陽光下森林漫跑**

**時時刻刻愛自己**

讓我們一起一直持續快樂的活著，直到離開地球的那一刻吧！

# 除了感謝，還是感謝：)

　　當初為了把《40 歲變回 28 歲的逆轉魔法》這本書寫出來而成立的馮云粉絲團，一轉眼竟也快要十年了，有很多都是一開始就加入，跟著馮云（一起成長、不離不棄）的同學們，因為有你們，我才能成為現在的馮云。

　　從 2017 年我的牙周病因為活對了方法開始逐漸痊癒後，我開始大幅降低原本忙碌的廣告導演工作，因為我想要這次在地球上的停留更有意義一些，我希望能在離開地球時，在呼吸最後一口氣的那個瞬間，想到這一生不是只留下了（一些會退時的）廣告影片，而是自己能微笑感謝所有的相遇，如果還有些人還能在想到我時，露出一抹甜甜輕輕的微笑（而不是導演好兇好嚴格的印象）那樣就更好了！

　　所以，從 2017 年開始除了比以前花了 10 倍以上力氣在網路上做分享外，能多用心回答就多用心的提供我能幫助的人的（任何）問題，自己也努力學習活得更平靜更放鬆，拋開外在成功，追求內在豐盛。並開始在台灣北中南和同學分享，以重訓肌力、以伸展拉筋、以無糖甜點、以正念冥

想……以各種主題課程與派對，藉此和許多本只在網路上遠端接觸的同學們一起度過一小段美好的時光，在同一時空的互動，在一起共振高頻能量，謝謝，能有這些和你們歡喜相見的機會，我真得好感謝！（一開始其實常緊張得不得了～哈～）

感謝你們！每一次的分享課程，我都因為和你們的共振，而收到滿滿愛的能量。也因為和你們的分享，要準備要練習要創作課程內容，自己對內在的學習因此也更有目標。

也由衷感謝這幾年來（已經數不清次數）幫我們開發，一起教授運動課程的馬力歐教練，謝謝！謝謝你帶著我帶著同學們，幫我們的運動推向又簡單又好又輕鬆的好好境界。

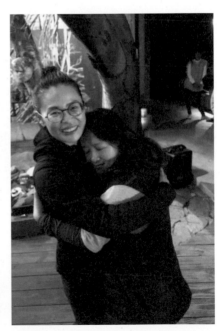

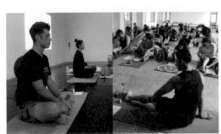

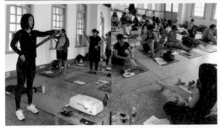

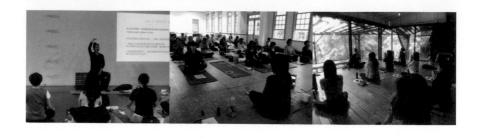

　　謝謝同學們常會私訊跟我說你們的神奇改變。

　　因為書的篇幅有限，所以只徵求了六位同學的同意（若是你有意願可以私訊來跟我說，畢竟這一系列預計後面還有三本書～）謝謝你們讓馮云在書中留下你們的愛的告白，謝謝你們因順服宇宙而生命中起了美妙變化，相信在這本書看不到的部份，有更多同學們正默默過著好好生活，希望我們都能越活越好，越來越輕鬆自在。

---

**分享者：黃美英**
**分享日期：2018.9.1**

　　感謝馮云，有妳真好。

　　在知道自己有嚴重的牙周病，便從 107.5.8 開始接受自費光動力治療，經過五個星期的療程，醫生也記錄了牙周病嚴重程度的指數，這期間我害怕沮喪無助。

　　醫生不斷提醒牙齒有可能留不住需要拔除，再植牙或做活動假牙，但這兩者都不是我想要的。

　　在一個沮喪無助的夜晚，打開手機查看有關牙周病的報導及影片，無意間看到了馮云治療牙周病的直播分享影片。她說「牙周病是可以痊癒的，且也已在做矯正」，就這一句話重燃我的希望，於是很仔細地看完。

　　接下來從 107.6.18 開始私訊請教她，在她百忙之中還打擾她真不好意思，她毫不藏私的分享療癒期間的心路歷程，飲食等的良方鼓勵我，我便開始戒糖改變飲食及確實潔牙。

　　107.7.13 回診時，醫生再次檢測這期間經過正確潔牙後恢復的情況為何？很神奇地指數會說話，連醫生都驚訝地說：一般人要恢復到這種程度，至少要 3-6 個月才能達到，讚我恢復得好～快。於是我更加努力戒糖，吃青菜，吃食物的原形，吃好油，加蛋，加肉，不碰根莖類，不碰水果，不碰米飯麵粉，但有時會偷吃一點，我瘦了快 4 公斤。

　　不知道是巧合還是生病了還是戒糖後的神奇力量，讓我的身體恢復功能，已經整整一年沒來的生理期，居然在滿一年的昨天來了，真要找醫生檢查檢查去，真希望是好消息才好。

**分享者：邱怡樺 邊帶小孩邊工作粉絲專頁創辦人**
**分享日期：2019.10.26**

　　今天來上生活好好馮云開的「當自己的重訓教練」課，追蹤馮云快十年了，一直很喜歡她的生活方式。兩年前我的生活很悶，覺得生完小孩世界都變了，後來看到她說要先把時間拿去排喜歡的事，剩下的時間才拿來工作，我驚呆了，驚訝原來有人這樣生活！所以我開始請年假去做自己想做的事，我去上昆達瑜伽、中醫養生課、按摩、插花課等等等，我開始找回生活的熱情，到後來我敢辭職過自己想過的生活，我覺得一切的起點是她的那段話。真的很謝謝她！

　　謝謝 謝謝 謝謝

**分享者：嗨洋**
**分享日期：2019.9.9**

　　Dear 馮云老師：老師您好，我是嗨洋，很開心能在 9.7 這天有緣分幸運幸福的上了老師們的課。

　　大約在 5-6 年前一位工作上的客戶介紹我看了您的書之後我就在 FB 上默默的關注妳，原因超簡單！因為曾經我也是視覺傳達設計的學生、無酒不歡、畫圖時總是想叼著一根菸的女生。靈魂總是很叛逆，一直想追求一些什麼，但心靈總是無法滿足。後來我也戒煙了，5 年囉。

　　今天很想寫信給老師的原因真的是很想謝謝老師無私的分享讓我學會正念。我的孩子 1 歲 7 個月，當他走入我的生命中時，我其實很慌張但又必須保持淡然、負責的態度，總感覺自己表現慌張很不得體不負責任，不應該是我能表達出來的感受。默默的 1 天到 37 週 6 天他出現了。我為了他躺在刀台上必須面對的勇氣就這樣接受了。在家做月子時，愛上了這個孩子需要我的感覺，而另一方面我失去了一隻跟著我 11 年的小心肝狗狗（剛好因為生病而原本也有心理準備）。後來 8 週後身體休養後進入職場忙碌的媽媽生活。很艱辛、但還是拎著自己往前走。後來有一天，哼著歌時發現自己喉嚨卡卡，鎖住的感覺很難受唱不出歌的感覺（看了 selina 去看心理醫生我還想說我是不是也要去看一下我心裡是不是哪裡有要解開的鎖），一直到現在，今天 9.9 上班途中聽到了倒帶也跟著哼起來，我的喉嚨鎖住感覺終於開了！我一路回想起這一切在生命中走過的痕跡，眼眶紅了。療癒感受後撥了電話謝謝我的先生，支持我上了這堂課告訴他我的喉嚨開了、也祝福他未來一週旅途愉快放鬆好好的去玩。

因為我們倆個為了孩子都有很大的改變，曾經互相責備生活鎖事等等但其實我們都是一樣的愛孩子在我們生命中一起成長的感覺，而忘記釋放自己的壓力感受而被壓著喘不過氣來，現在我懂了。

謝謝老師讓我重新愛自己、懂的疼惜自己；才能更愛家人。

---

**分享者：韋可琦**
**分享日期：2020.4.15**

作為一個曾經瘦下 10 公斤的人，當初在網路上被鐵魔女馮云激勵了！看到原來運動不會變瘦、早餐也可以吃得很豐富這些觀念，改變了我對飲食和運動的刻板印象。隨後便一路摸到生活好好這個品牌，最喜歡馮導分享的精油保養，自己也一頭栽入超過一年。當然也少不了每個月的社團互動，我應該不是唯一那個期待互動禮的人吧！如果真要說喜歡生活好好的哪裡，我想應該就是「People buy WHY you do」了。

---

**分享者：番小米**
**分享日期：2018.6.16**

七七四十九天，言下之意剩下七週左右的時間，準備要跟墨菲見面了，回想這一切和老闆在一起 15 年正好打消生孩子的念頭準備加入頂客族，計畫著兩人世界一輩子，沒想到計畫趕不上意外的變化，雖然說可能也是緣分到了，但今天想分享的其實是去年我和老闆只是做了一個簡單的飲食改變，謝謝馮云一直都把自己嘗試很好的飲食方式介紹給身邊的人，去年的我為了治療甲亢的問題，老闆看我苦無對策又不願意吃西藥，於是聽了

馮導的建議，老闆也是聽到吃低升糖飲食有過胖的會瘦的關鍵附加價值，於是半信半疑的一起扎扎實實吃了大半年以上，除了我的文明病甲亢默默的好了，我們兩個居然都還不小心把身體準備好了 XD 壓根沒有想那麼多的我們還在開玩笑說聖誕節再開獎，遲了好久好久才去確認自己是不是有病，月經都不來的……，威～沒想到是荷爾蒙在改變，身體改變為易怒體質以及生理熱量（澱粉）需求反應，一切怪異的種種在覺得自己應該是生病之際，反倒居然是懷～孕～了！15 年間從來沒有避孕只是做了飲食改變的我們，只有驚嚇驚嚇還是驚嚇。

　　另外懷孕到了中後期身體狀況稍穩定後，其實我也是靠低升糖飲食控制自己飆升的體重與浮腫的身體，所以真的非常誠心推薦給需要改變的人試試看，不過孕婦飲食還是要以吃了會開心才好，不要勉強限制自己貪吃的念頭跟自己過意不去，這樣也不是很健康，這套方式就是盡量養成一種飲食順序就是了！有興趣的自己上網查喔～

# 墨菲媽媽的產前日記 # 低升糖飲食

註：老闆為筆者的先生暱稱

---

**分享者：劉靜蓉**
**分享日期：2020.04.18**

　　從我第一次接觸精油，就覺得著迷，但進度很緩慢的，對精油的認知都只停留在精油等同於芳療 SPA。而這個定義，我認為是被動的。

　　第一次認識生活好好，是透過閱讀網路的文章分享，馮導分享她對生活的種種看法，接著，上了舉辦的第一堂課程，當時我接觸到的產品只有兩

種精油，花盛開以及歲月淨好，這是開端，但幫助我許多。

飲食之於我們，運動之於我們，休息之於我們有多麼的重要，平凡簡單到每一個人都知道重要性，卻也更容易被那些繁瑣的日常給淹沒遺忘，我認為馮導，對於生活有深切的使命感，不斷的問自己問題，解決問題，然後又像一個生活中的加油員一般，藉由這個品牌與大家分享。

透過她的分享，將精油用法深入淺出的說明，精油對於我，從過去僵化的定義，一路轉而平實；貫穿到生活細節上的需要，並能夠貼切運用在我的生活當中，正如生活好好這個品牌傳遞給我的印象，平實而懇切。

我不會說使用哪一個產品而突然產生巨大的改變，但我變得能夠觀察自己，學習在緊繃的時刻、沮喪的時刻，疲累的時刻，懂得辨識並且用精油來協助自己。

我特別喜歡，也可以說依賴歲月淨好。我常形容歲月淨好這瓶精油，像是家中某個無微不至的長輩（是吧！或是某天自己也想成為的那種萬能長輩），不論是感覺到脆弱的時候、或是昆蟲咬敏感，一擦上就會馬上舒緩。更別說洗手皂水也需要加上它、迫不得已得噴酒精時，也要帶上它的味道，確實是依存在我日常生活當中的。

一直以來我的皮膚非常敏感，但生活好好細緻的植物油以及凝膏，也從未讓我的皮膚感到負擔。

好好生活，不就是由這一些的微小組成的？生活好好是一種狀態，而好好生活是一種實踐，很安心實踐的路上，有「生活好好」提供想法，給予扶持。

# 一念逆轉，享瘦青春漾

## 21天由內而外回到28歲無敵青春術

| | | |
|---|---|---|
| 作　　　　者 | 馮云 | |
| 責 任 編 輯 | 琦珞創意 | |
| 封 面 設 計 | 田周翔 | |
| 內 頁 排 版 | 化外設計 jones@aquadesign.com.tw | |

| | |
|---|---|
| 發 行 人 | 許彩雪 |
| 總 編 輯 | 林志恆 |
| 行 銷 企 畫 | 郭姵妤 |
| 出 版 者 | 常常生活文創股份有限公司 |
| 地 址 | 台北市106大安區信義路二段130號 |

| | |
|---|---|
| 讀者服務專線 | (02) 2325-2332 |
| 讀者服務傳真 | (02) 2325-2252 |
| 讀者服務信箱 | goodfood@taster.com.tw |
| 讀者服務專頁 | http://www.goodfoodlife.com.tw/ |
| 法 律 顧 問 | 浩宇法律事務所 |
| 總 經 銷 | 大和圖書有限公司 |
| 電 話 | (02) 8990-2588（代表號） |
| 傳 真 | (02) 2290-1628 |

| | |
|---|---|
| 製 版 印 刷 | 龍岡數位文化股份有限公司 |
| 初 版 一 刷 | 2020年5月 |
| 定 價 | 新台幣420元 |
| I S B N | 978-986-98096-9-6 |

國家圖書館出版品預行編目（CIP）資料

一念逆轉，享瘦青春漾：21天由內而外回到28歲
無敵青春術／馮云作. -- 初版. -- 臺北市：常常生
活文創，2020.05
　　面；　公分
ISBN 978-986-98096-9-6（平裝）

1.減重 2.健康法

411.94　　　　　　　　　　　　　109005579

FB｜常常好食　　　網站｜食醫行市集